编 著：孙学峰 郑谦 王丽君

清华大学附属第一医院妇产科原主任 夏颖丽 审定并推荐

# 金牌月嫂
# 产后护理大百科

## 跟金牌月嫂学坐月子
## 分享科学母婴护理知识

四川科学技术出版社

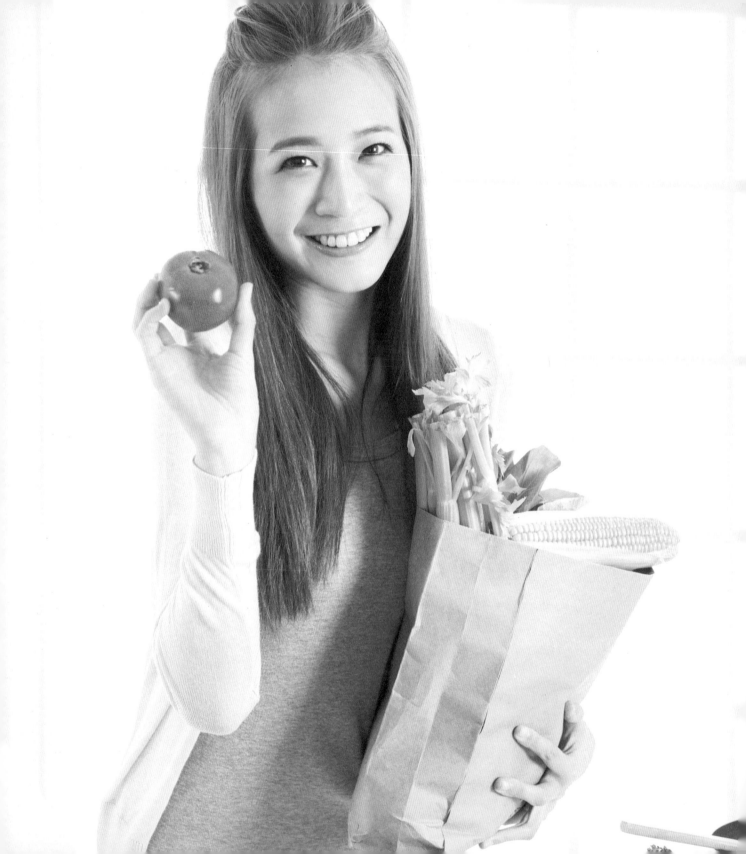

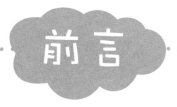

# 前 言

十月怀胎，一朝分娩。随着一声婴儿的啼哭，孕妈妈终于迎来了可爱的宝宝，正式成为一位母亲。这个时候新妈妈既要关注自身的康复，又要关注新生儿的健康成长。

为了给新妈妈一个轻松愉快的月子，快速地使身体恢复到最佳状态，并且轻松掌握新生儿的护理方法，我们精心编写了这本《金牌月嫂产后护理大百科》。

本书是金牌月嫂根据自己丰富的经验，手把手指导新妈妈如何坐月子、如何护理新生儿，更细分了顺产妈妈、剖宫产妈妈、哺乳妈妈、非哺乳妈妈不同的护理方法和饮食方法，母乳喂养和人工喂养、混合喂养宝宝的不同喂养方法，以及早产儿、剖宫产儿、双胞胎的护理要点，让新妈妈安安心心地顺利度过月子期。

另外，产后"吃什么？怎么吃"的问题，一直是广大新妈妈及其家人最为关注的。因为吃得好，吃得对，既能让自己奶量充足，又能修复元气且营养均衡不发胖。基于此，本书为新妈妈准备了80道经典的月子食谱，且细分为滋补汤粥、花样主食、营养菜品，以及产后常见不适症状的特效调理食谱，所用食材常见易得，又便于烹制，可根据新妈妈身体恢复的不同阶段及恢复情况，合理选用。

本书内容翔实，结构清晰，图文并茂，紧贴生活，是坐月子、护理新生儿的枕边书。

编 者

目录 # CONTENTS

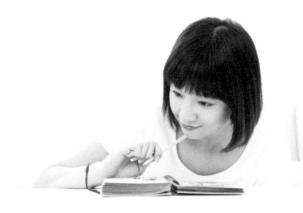

## 健康月子餐 ……………… 108

### 月子里的饮食细节与宜忌 …………108

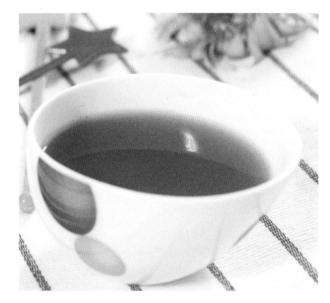

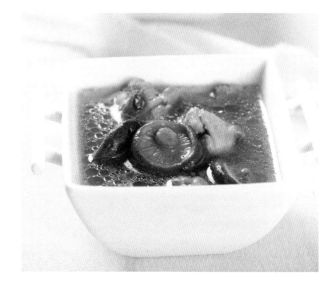

# 附 录　新生儿的喂养　164

# 第1章

## 坐月子怎样请到好月嫂

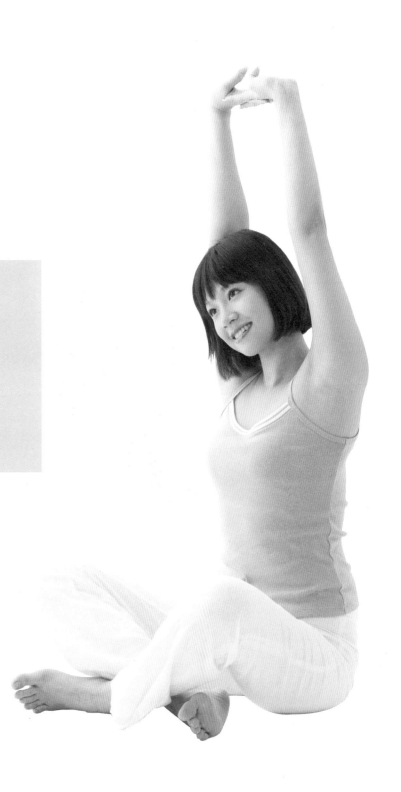

快要生宝宝了，相信很多准妈妈总有一大堆的问题：要不要找月嫂？按什么标准考核才能找到一个好月嫂？如果月嫂进了门，与家人的"坐月子"观念有分歧怎么办？……本章详细介绍了挑选月嫂的注意事项。

# 如何挑选一名优秀的月嫂

　　据调查，月嫂的年龄从 36 ~ 53 岁不等。这些月嫂中，有 20% 的来自农村；46% 的月嫂曾是下岗职工。其中 60% 的月嫂每月收入在 5 000 ~ 8 000 元，20% 的月嫂收入在 8 000 元以上。新爸爸妈妈该如何挑选一名优秀的月嫂帮助顺利坐个好月子呢？

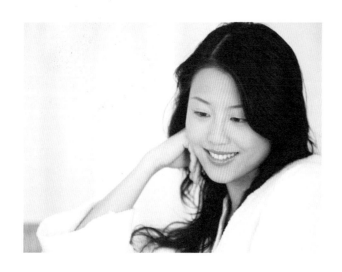

## 检验是否真正经过专业培训

　　在对宝贝的照顾上，受过专业培训的月嫂有更大的优势。她们懂得更多照顾宝贝的技巧。可以用一些简单的问题来考查，如：新生儿一天一般会睡多少小时（18 ~ 22 小时），宝宝吃完母乳后如何拍嗝（将宝宝竖着抱起来，脸在大人肩膀上。手掌略为拱起，呈半圆弧状，用空心掌轻拍宝宝背部，从背脊或腰部

位置，由下往上拍）。这些基本的知识，正规的月嫂培训都会涉及。

## 与月嫂聊家常，看脾气性格

　　尽量选择有耐心、对待生活积极乐观的月嫂。有耐心、喜欢宝贝的月嫂能够更加积极地照顾宝贝，同时她的乐观的心态也有益于宝贝的心理健康。可以聊一聊月嫂家里宝宝的情况，以自己宝宝为荣的妈妈，照顾别人的宝宝也会有爱心的。

## 试用期留心观察

　　请月嫂最好有一定的试用期，既可给自己留有余地，也可给月嫂逐步适应和融入你家庭生活的机会，给予她选择的权利。在试用期月嫂的表现普遍优于平时，这就需要留心观察细节，比如在一大堆事情摆在面前时，她是否依然能处理得井井有条、耐心依旧。在试用期内留心观察，有助你做出准确的判断。

# 请月嫂要去正规机构

在请月嫂时，一定要到正规的机构去找，不能图省事、图经济，去请一个完全没有专业知识的"月嫂"。

一般实力强、规模大的月嫂机构都会有一批相对固定的月嫂，从初级、中级、高级到金牌月嫂，可以根据自己的需要来选择。

正规月嫂机构一般都会有一套严格的审查程序，每一位月嫂都有自己的档案，其中包括身份证、健康证、从业经验、上岗资格证、照片、体检证明等。

正规月嫂机构都会跟雇主签订正式书面合同，明确服务的具体内容、收费标准、违约或事故责任等。这对雇主和月嫂机构来说，是一个双向的制约，可以减少很多矛盾的发生。而一些小的或者不太正规的月嫂公司要么不签订合同，要么签订的合同言辞模糊。

新爸爸妈妈也可以通过网络和其他渠道了解月嫂机构的口碑和服务满意程度，来判断其专业程度。一般来说，口碑较好的月嫂机构实力较强，服务更规范、细致。

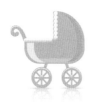

# 月嫂的职责范围

月嫂一般分"白天服务"（即晚上不带宝宝睡觉，工作时间在 8 ~ 9 个小时）和"24 小时带宝宝"两种，月嫂 60% ~ 70% 的工作是参与宝宝的护理和养育，30% ~ 40% 的精力则放在帮新妈妈恢复上。

## 新生儿护理方面

1. 照料宝宝的日常起居，包括喂奶、喂水、换尿布、洗澡；为宝宝每天按摩、抚触。

2. 健康方面的专业护理，包括脐带结扎部位的消毒；观察宝宝的大小便、测量体温，及时发现宝宝身体异常，并协助治疗；洗涤并消毒宝宝的奶瓶、衣物、尿布等。

3. 常见病的观察和护理，月嫂能判定宝宝是否患有尿布疹、鹅口疮、新生儿黄疸等，并对某些新生儿疾病进行预防。

4. 宝宝的情感和潜能开发，月嫂能指导新妈妈为宝宝做婴儿操，锻炼宝宝的四肢协调能力，以及开发早期智力，帮助宝宝建立良好的生活习惯。

## 新妈妈护理方面

1. 新妈妈的生活护理，包括帮新妈妈擦洗身子、观察恶露，洗涤新妈妈的大部分衣物。

2. 新妈妈的乳房护理，帮助新妈妈进行乳房清洗按摩，帮助新妈妈通乳，解决新妈妈乳房胀痛的问题，教会新妈妈正确的哺喂姿势。

3. 烹制月子营养餐和催乳汤水，在保证母乳充盈和质量的同时，防止新妈妈摄入过多高热量的饮食而急速发胖。

4. 指导新妈妈做产后恢复操，促进子宫复原、恶露排出并帮助新妈妈体型的复原。

5. 做好新妈妈的心理疏导工作。经常与新妈妈交流育儿心得，打破新妈妈对独立育儿的焦虑状态和封闭型生活的抗拒心理，及时安抚新妈妈，避免其患上产后抑郁症。

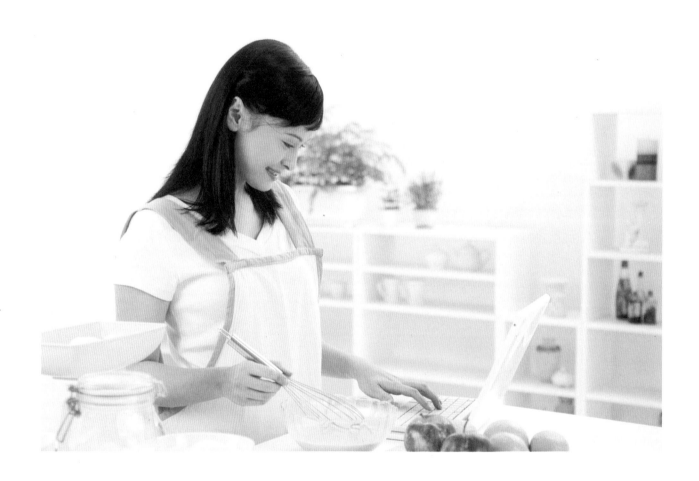

# 好月嫂需具备的六要素

### 要有健康的身体

这一点可以通过查看健康证来做到，最好要求看健康证的原件，这样比较保险。如果条件允许，在你雇佣前最好和月嫂协商好，再带月嫂去正规医院做一次体检。

### 要有责任心

养育宝贝的工作是一件复杂的、细致的、琐碎的工作，是不能疏忽大意的。这就需要月嫂在宝贝一日生活的每个环节上，都要认真、细心、负责。

### 有良好的卫生习惯

注意观察生活中的一些细节。比如，她是否随时注意洗手；洗菜做饭时是否注意清洁；清洁用品是否知道分类使用；抹布是否及时清洗；家庭垃圾废物是否知道进行分类处理等卫生习惯。

### 对宝贝的物品熟悉并会使用

现在的育儿物品种类繁多。比如，家里的电子消毒锅、温奶器、折叠童车等物品，要看她是否能熟练地操作。

### 有照顾宝贝的经验

从她在为宝贝准备饮食和为宝贝穿衣、换纸尿裤等细节上，你就能判断她是否是个有经验的月嫂。

### 会正确操作家用电器

很多电器在使用上都有不同的注意事项，如果月嫂不会装会，可能会带来不可预知的严重后果，最好让月嫂在你面前一一进行操作演示。

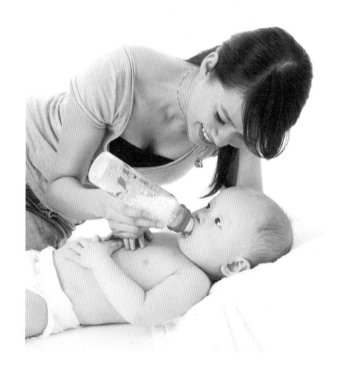

# 怎样让月嫂成为自己的好帮手

### 帮助月嫂熟悉宝贝的生活习惯

月嫂初来家里，要带领她熟悉家里各种生活用品的使用、常用的求助电话及发现紧急状态时如何应对，并且先与月嫂一起照顾宝贝的起居，帮助月嫂熟悉宝贝特有的生活习惯。

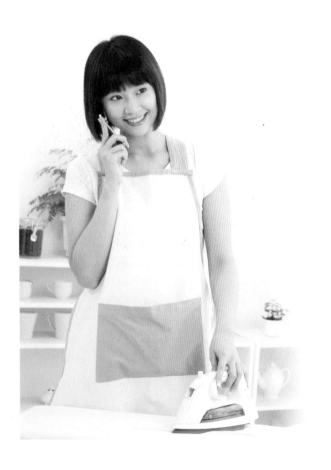

### 建立彼此的信任关系

最开始接触时的怀疑和不信任是难免的，但妈妈要迅速地度过这一时期，尽快与月嫂建立良好的关系。这样，才能帮你从焦虑中解脱出来，更好地投入工作，也有助于月嫂更加尽心照顾宝贝。可以通过观察宝贝对月嫂的依恋、宝贝的身心健康状况来评估月嫂的实际工作效果，也可以通过观察她的专业技能。

### 给予月嫂在工作上的认可与尊重

照料宝贝对月嫂而言，也是一项工作，也希望自己的工作成绩能够被人认可。因而，妈妈可以及时地肯定她的表现，不要吝啬你的赞扬。在生活上关心月嫂，让月嫂感受到你的细致关怀，这样她会对你及家庭更为接纳，对宝贝的照顾自然会更加用心。

### 培养宝贝与月嫂的感情

接纳、喜欢、依恋的情感是宝贝适应月嫂照顾的心理基础，因此应注意培养宝贝与月嫂的感情。

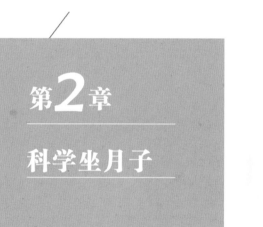

# 第**2**章
## 科学坐月子

　　"月子"在医学上称为"产褥期"，是指胎儿、胎盘娩出后新妈妈身体和生殖器官复原的一段时间，通常为 6 ~ 8 周，亦即 42 ~ 56 天。由于怀孕分娩，新妈妈的身体发生了许多生理变化，这些变化要经过产褥期的休息和调养才能复原。另外，新妈妈的情绪易出现较大变化，因此加强这一时期的心理保健非常重要。

月子里
的日常护理

# 产后新妈妈的生理变化

## 产后乳房的变化

分娩后 2 ~ 3 天乳房增大，变坚实、局部温度增高、开始
分泌乳汁。有的人腋下淋巴结也会肿大、疼痛。

分娩后雌激素和孕激素水平骤降，催乳素增加，会使乳腺
开始分泌乳汁。触动乳头、听到婴儿啼哭声、间隔一定的时间，
及其他与哺乳相联系的外部因素刺激，都能成为泌乳的条件刺
激因素。新妈妈的乳汁分泌量与乳腺发育成正比，也与产后营
养、健康和精神状况有关。

## 产后泌尿系统的变化

妊娠时，增大的子宫压力所导致的肾盂、输尿管积水，一
般在产后 4 ~ 6 周才能恢复，因而产褥期容易发生泌尿道感染。
临产时胎儿先露部位会对膀胱形成压迫，如果发生滞产，会导

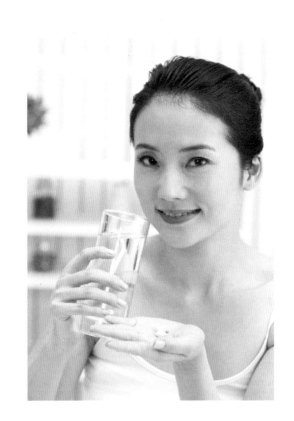

致母体膀胱三角区充血、水肿及黏膜出血，严重时会阻塞尿道而形成尿潴留。常见的是产后腹壁松弛，膀胱肌张力减低，对膀胱内压的敏感性降低，再加上分娩时胎儿先露部分的压迫，会出现膀胱肌肉收缩功能障碍，或尿道、尿道外口、阴道、会阴创伤疼痛，反射性地使膀胱括约肌痉挛，增加排尿困难，严重的甚至不能自排小便而需要导尿，而导尿又会增加泌尿道感染的机会。

妊娠期体内潴留的大量水分，均会在产后数日内排出，因此新妈妈产后会出大量的汗并明显增加尿量，以排出体内的水分。

## 产后呼吸、消化系统的变化

分娩后腹腔压力的消失，使横膈恢复正常运动。孕期主要采取胸式呼吸，分娩后又转变为胸腹式呼吸。产褥期胃、小肠及大肠恢复正常位置，功能恢复。但肠蠕动减缓，常会有肠胀气。产褥初期新妈妈一般食欲欠佳，由于进食少，水分排泄较多，因此肠内物较干燥，加上腹肌及盆底肌松弛、会阴伤口疼痛，极容易发生便秘。

## 产后血液循环系统的变化

分娩后，妊娠时子宫施加给下腔静脉的压力消除，静脉血回流增加，以致产后第一天血容量即会有明显增加，血细胞比容相应下降。此后血容量会渐渐减少，血细胞比容基本保持稳定。在产褥早期白细胞总数仍较高，妊娠末期下降的血小板数在产褥早期逐渐上升，血浆球蛋白及纤维蛋白原量增加，促使红细胞有较大的凝集倾向，有利于减少产后出血量。

## 产后腹壁、皮肤的变化

长期受到妊娠期子宫膨胀的影响，会使肌纤维增生、弹性纤维断裂，以致分娩后腹壁变得松弛，腹壁紧张度一般在产后6周左右恢复。分娩后，由于雌激素和黄体酮的下降，黑色素也随之下降，怀孕期间所表现的色素沉着现象如乳晕、乳头的暗沉，脸部的褐斑，腹部的黑中线等都会逐渐消退。皮肤留下永久性白色陈旧妊娠纹。

## 产后月经与排卵的恢复

由于产后内分泌的变化，大多数新妈妈卵巢不能立即恢复功能，因此在产后会有一个闭经阶段。

有人认为，妈妈在产后哺乳期不排卵，也不来月经，这种说法并不正确。妈妈产后不排卵的时间平均只有70天，约有40%的妇女产后第一次排卵发生在月经恢复以前。所以，尽管没有月经，有的人已经恢复排卵，要注意避孕。

产后恢复月经的时间因人而异。一般在产后6个月左右恢复，最早可在产后 8 周恢复，但也有产后 1 年到 1 年半才恢复月经的。有的人甚至在整个哺乳期都不来月经。在产后不哺乳的妇女中，约有 91% 在产后 3 个月内恢复月经，个别人在产后 4 ～ 6 周时就来月经，在产后 30 ～ 40 天恢复排卵。

## 产后为什么会时有腹痛

产后腹痛，是由于子宫收缩所致。子宫收缩时，引起血管缺血、组织缺氧、神经纤维受压，所以新妈妈会感到腹痛。子宫收缩停止后，血液流通，血管畅通，组织有血氧供给，神经纤维解除挤压，疼痛感消失，这个过程一般在 1 ～ 2 天内完成。

初产新妈妈因子宫肌纤维较为紧密，子宫收缩不甚强烈，易复原，而且复原所需时间也较短，疼痛不明显。

经产新妈妈由于多次妊娠，子宫肌纤维经多次牵拉，较为松弛，复原较难，疼痛时间相对延长，且疼痛也较初产新妈妈剧烈些。

如果疼痛时间超过 1 周，并表现为连续性腹痛，或伴有恶露量多、色暗红、多血块、有秽臭气味，多属于盆腔有炎症，应当请医生检查治疗。

## 产后腋下有肿块是怎么回事

有相当多的新妈妈在分娩后 2 ～ 3 天，突然发现腋下有肿块且疼痛难忍，很是害怕。有人怀疑淋巴结肿大，有人怀疑是长了肿瘤而十分紧张。这种肿块一般有鸡蛋大小，在分娩之前没有，分娩后与乳房膨胀同时出现。

出现这种情况新妈妈不要担心，实际上这种肿块是一种乳腺，但不是正常的乳腺组织，而是先天发育不良的乳腺组织，称副乳腺。由于平时没有乳汁分泌，副乳腺没有被发现。产后乳腺活跃，乳汁大量分泌，有时还会淤积成硬块，产生了疼痛感，才引起注意，发现腋下有肿块。

这种肿块不需求医治疗，实在疼痛难受时，及时就医或局部用芒硝外敷 24 小时，疼痛就会消失，肿块也会逐渐消退。

## 分娩后怎么还能在腹部摸到硬块

宝宝出生以后，新妈妈腹部随即松弛，但有许多新妈妈在抚摸自己腹部时，还会摸到一个很大的硬块，时而还有疼痛感，为此，有的新妈妈感到害怕，怕有什么东西未排出来。

这个硬块其实是子宫，因为子宫在孕期变化很大，由孕前 50 克左右增到妊娠足月时 1 000 克左右，宫腔也由原来只能容纳 12 ～ 20 毫升，增大到可以容纳 3 000 克的胎儿、1 000 ～ 1 500 克重的羊水和 500 克左右重的胎盘。胎儿和胎盘娩出后，子宫体积很快缩小到胎头样大小，而且子宫收缩越好，就会变得越硬。这样，在松软的腹壁外就能明显地摸

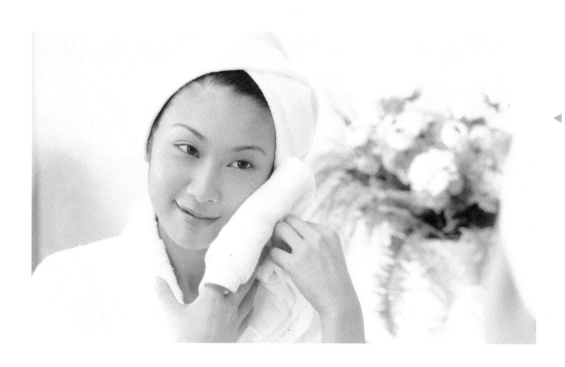

图注：不管天热还是天凉，甚至在冬天，新妈妈在分娩后总会比正常人汗多，不必担忧。

到。因此，新妈妈可以在产后最初几小时内，经常按摩子宫，刺激它收缩，且摸到的宫体越硬越好。

## 产后为什么多汗

不管天热还是天凉，甚至在冬天，新妈妈在分娩后总会比正常人汗多，有的人大汗淋漓，如果稍微活动或进食时，更是汗流满面，全身汗出，黏湿难受。这是什么原因呢？

这是因为，新妈妈在妊娠期间，体内水分积蓄，仅血液就比孕前增加30%左右。一个正常人的血液量约占体重的1/10，有4 000～5 000毫升，而妊娠期孕妈妈则要增加1 000毫升之多。分娩之后，这些体液在体内就成为多余，如果不排出就会增加心脏负担。

体内的水分排泄通过三个主要途径：一是通过肾脏由尿液排出；二是通过肺的呼吸排出；三是通过汗腺由皮肤表面的毛孔蒸发。这就是产后汗多的原因之一。此外，新妈妈甲状腺功能亢盛，尚未恢复，会使脂肪、糖类、蛋白质等代谢旺盛，表现为出汗多。还有，产后进食较多的高能量食物，又多喝汤水，这也是产后多出汗的原因。

产后出汗多是新妈妈一种正常的生理调节现象，不必担忧。

## 金牌月嫂经验分享

有一种病理性出汗，表现为汗出湿衣、持续不断，兼有气短懒言、倦怠嗜睡，或见睡中多汗醒来即止、五心烦热、口干咽燥、头晕耳鸣等症状，这种情况则要请医生诊治。

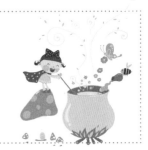

## 产后恶露的排出进程

胎儿娩出后，在一定时间内新妈妈阴道仍有血样分泌物流出，这就是人们所说的恶露。

正常的恶露有血腥味，但不臭。包括从宫腔排出的血液、坏死的蜕膜组织、黏液及产道的细菌。在产后的不同时间里，恶露的内容各不相同，可以通过对不同时期恶露的包含物质来观察是否有异常现象。一般正常的新妈妈，恶露有下列三种不同的情况：

1. **血性恶露**：又名红色恶露。这是产后第 1 ~ 4 天内排出的分泌物，呈鲜红色，含有较多的血液，量也比较多，一般与平时月经相似，或稍多于月经量，有时还带有血块。

2. **浆性恶露**：呈淡红色，其中含有少量血液、黏液和较多的阴道分泌物，还有细菌。在产后 5 ~ 10 天排出。

3. **白色恶露**：是在产后 10 天后排出，呈白色或淡黄色。其中含有白细胞、蜕膜组织、表皮细胞和细菌等，形状如白带，但是较平时的白带多些。

虽然每位新妈妈都有恶露，但每人排出的量不同，平均总量为 250 ~ 500 毫升。各人持续排恶露的时间也不同，正常的一般需要 4 ~ 6 周。母乳哺喂宝宝有利于恶露排出，宝宝吃奶时，吸吮乳头，会引起新妈妈反射性子宫收缩。这种反射性子宫收缩有利于子宫腔内的恶露排出。

图注：宝宝吃奶时，吸吮乳头，会引起新妈妈反射性子宫收缩，有益于恶露排出。

## 产后哪些生理现象不用担心

产后在月子里有以下现象是正常的，如：

◎疲劳：由于分娩劳累，新妈妈十分疲乏，产后不久即会睡着。

◎体温略升高：产后 24 小时内，体温略有上升，但一般不超过 38℃。

◎呼吸深而慢：每分钟仅 14 ~ 16 次，产后腹压降低，膈肌下降，由妊娠期的胸式呼吸变为胸腹式呼吸，使呼吸变得深慢。

◎汗多：产后几天内，由于新妈妈皮肤排泄功能旺盛，排出大量汗液，尤其在夜间睡眠和初醒时会更明显，不属于病态，产后 1 周内会自行好转。

◎产后宫缩痛：产后 3 天内因子宫收缩而引起下腹部阵发性疼痛，会在产后 1 ~ 2 天出现，持续 2 ~ 3 天后会自然消失，多见于经产新妈妈。

◎恶露：产后子宫蜕膜脱落，蜕膜组织经阴道排出，医学上称为恶露，一般在 4 ~ 6 周排净。

◎尿多、便秘：妊娠后期体内潴留的水分经肾脏排泄。产后几天，特别是 24 小时内尿多。由于活动少、进食少、肠蠕动弱，而且汗多、尿多，故常发生便秘。

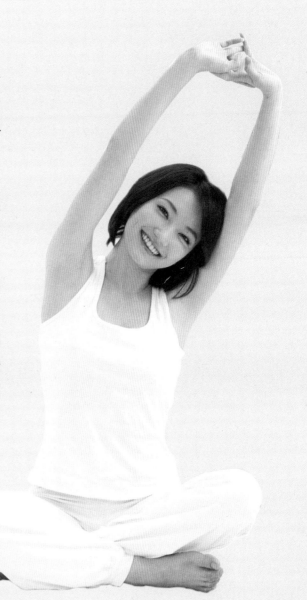

# 月子里的错误经验

## 月子里不能受风

老一辈非常重视坐月子时不能吹风，因为产后气血虚弱、筋松弛，风寒湿邪易趁虚而入，容易引起感冒、风湿、关节酸痛、腹泻等疾病。但现在的条件已有很大改善，无论什么气候都能安然度过。定时的通风换气能保持室内空气新鲜，对产妇和新生儿都有益。只要避免对流风直接吹在产妇身上，就不会出现因为受风受凉造成的产后疾病。

## 越晚下床越好

不少人以为产妇体质虚弱，需要补养，便让其长期静卧，饭菜都端到床上吃。事实上这种做法弊多利少，这是因为产后较长时间不起床活动，容易使本来就处于高凝状态下的产妇产生下肢静脉血栓，同时，产后盆腔底部的肌肉组织缺乏锻炼，会托不住子宫、直肠和膀胱，容易引起子宫脱垂，直肠或膀胱膨出。产后及早下床活动不仅有利于下肢血液循环和恶露排出，也能使腹部肌肉得到锻炼，早日恢复原有的收缩力，从而保护子宫、直肠和膀胱等器官。一般来说，产后 24 小时就可在床上靠着坐起来，第二天便可下床行走。

## 不能洗头、洗澡

老一辈普遍认为坐月子期间不能洗头洗澡，因为会落下月子病。但是现在的居家条件比以前改善了很多，一些旧时的禁忌也不再那么绝对。如果产妇一个月不洗头，可能造成头皮发炎，不洗澡会使阴部滋生细菌，更会造成会阴伤口感染。

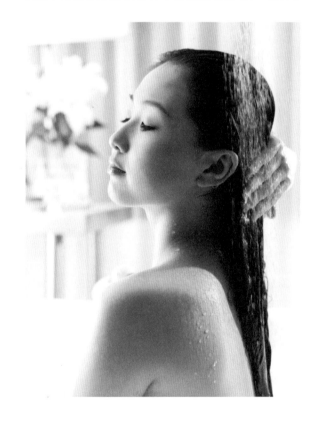

为防止洗头洗澡时受凉感冒，洗完头最好赶快在房间内擦干、吹干，不可吹凉风。产后的前几日，因身体虚弱或伤口未愈合可做擦浴，当体力恢复得差不多了，就可以开始淋浴了。洗澡水温宜保持在35 ～ 37℃，即使是夏天也不可用较凉的水冲澡，以免恶露排出不畅，引起腹痛及日后月经不调、身痛等。每次洗澡的时间不宜过长，一般 5 ～ 10 分钟即可。

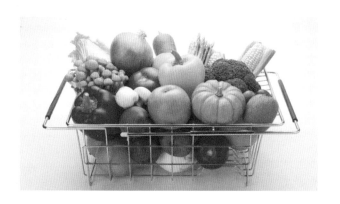

## 不能梳头

传统观点认为坐月子期间不能梳头，因为梳头会出现头痛、脱发，甚至留下"头痛根"，迁延不愈，所以主张产后 1 个月内不梳头。

其实，梳头与坐月子并没有直接的关联，坐月子期间完全可以照常梳头。梳头不仅仅是美容的需要，还可刺激头皮血液循环，使人精神振奋。另外，梳头还可防止脱发、头发早白，发丝断裂、分叉等。因此产后梳头有益而无害，不会带来麻烦和后遗症。

## 忌食蔬菜水果

不少老人认为蔬菜、水果水气大，太寒凉，产妇不能吃，其实蔬菜和水果若摄入不足，易导致大便秘结。蔬菜和水果富含维生素、矿物质和膳食纤维，可促进胃肠道功能的恢复，增进食欲，促进糖分、蛋白质的吸收和利用，使机体达到营养均衡。

因此，产后应该从可进食正常餐开始，每日吃半个水果，数日后逐渐增加至 1 ～ 2 个。开始时蔬菜每餐进食 50 克左右，逐渐增加至每餐 200 克左右。

## 菜越淡越好，鸡蛋越多越好

过去很多人认为产妇在产后头几天不能吃盐，不然身体会浮肿，还认为鸡蛋吃得越多越好，会使产妇较快地恢复元气。

其实让产妇吃无盐饭菜只会使产妇食欲不佳，身体无力。研究证实，饭菜里放一些盐对产妇是有益处的，但是盐分不可过高。因为产妇在分娩后头几天里身体要出很多汗，分泌也很旺盛，体内容易缺水，盐分过高反而影响乳汁分泌。

过去人们生活水平不高，觉得营养丰富、容易消化吸收的鸡蛋就是产妇最好的食物了，但鸡蛋吃得过多，身体不但吸收不了，还会影响肠道对其他食物的

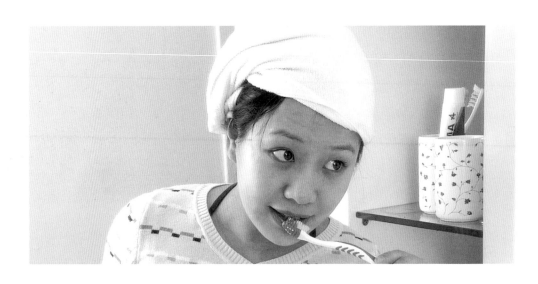

图注：产后应该每天早、晚各刷 1 次牙，每次进餐后都要漱口。

摄取。一般来说，产妇每天吃 2 ~ 3 个鸡蛋就可以了。产妇应该均衡地摄取各类食物，鱼、瘦肉都是高蛋白食物，不但能加快身体恢复，还能促进乳汁分泌。

## 不能刷牙

传统观点认为，坐月子期间不能刷牙，否则会造成牙齿酸痛、松动，甚至脱落。其实，这种说法毫无科学道理。月子里不刷牙危害大。因为新妈妈在月子里每天要进食大量的高糖、高蛋白食物，这些食物大多比较细软，食物残渣容易进入齿缝积存在牙齿的周围，从而为牙菌斑的形成提供条件。如果不刷牙，这些食物的残渣在细菌的作用下就会发酵、产酸、侵蚀牙齿，导致牙齿脱钙，引起牙周炎、牙龈炎、龋齿等疾病。另外，长期不刷牙，还容易造成口臭、口腔溃疡等。因此，产后应该每天早、晚各刷 1 次牙，每次进餐后都要漱口。

## 产后 24 小时后开奶

一些地区有产后 24 小时后才开始给新生儿喂奶的习惯，认为开奶早不好。事实却与此相反，即开奶越早越好。这是因为婴儿吸吮乳头可以促进乳腺分泌乳汁；又有利于子宫收缩，使子宫早日复归；同时，新生儿又能及早得到营养丰富的初乳，可谓"一举三得"。因此，在宝宝出生后的 30 分钟内，当脐带一断，擦干净宝宝身上的血迹后，就应该马上让宝宝裸体趴在母亲胸前（背部要覆盖干毛巾以防受寒），然后在助产士的帮助下让宝宝吸吮母亲的乳头。这样的接触最好能持续 30 分钟以上。

# 顺产新妈妈的注意事项

## 产后 7 天的安排

在多数情况下，产后新妈妈可以在医院住院 7 天左右，有的只住 4 天，有的第 3 天就出院了，这要根据新妈妈的具体情况而定。住院期间要按医院的日程表生活，下面以 7 天为例，看看新妈妈应怎样安排分娩后的生活比较妥当（以正常分娩为例）：

刚刚分娩完的新妈妈（产妇），根据分娩情况的不同，我们建议您住院观察 3 ～ 7 天。

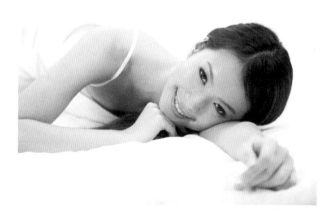

### 产后 8 小时的安排

分娩、产后处理等程序结束后，新妈妈需安静休息两小时，确定无事以后，可将自己准备住院的衣服由护士或护理人员帮助穿上，然后被送到自己的病房充分休养，恢复体力。分娩后休息 6 ～ 12 小时可起床稍活动，会阴侧切或有撕裂伤的产妇，可稍晚些下床。一般是由护士陪同上洗手间排小便，并指导如何更换恶露垫。对阵痛和侧切伤口的疼痛，一般不需要用止痛剂，如疼痛难忍时，可在医生指导下服药。为了避免空腹和口渴，新妈妈可以吃一些简单、易消化、软的面食；适当饮用温开水，要及时排尿，必要时进行人工排尿。

### 产后第 1 天的安排

从怀孕 37 ～ 38 周起，就要进行乳腺管疏通工作，分娩 30 分钟首次喂奶。产后一般由护士指导喂奶与乳房按摩，试验初次哺乳。即使不出乳汁，只让宝宝含吮乳头和大部分乳晕也行。几乎所有新妈妈此时乳房并没有胀的感觉，只是练习让宝宝吸吮。此时可以由家人帮忙擦浴，注意切勿过劳；在家人的守护下可以自己排尿、排便。在医院分娩处理恶露，前 3 天由护士帮助清洗消毒外阴，第 4 天后多数由自己清洗。

### 产后第 2 天的安排

新妈妈身体恢复到精神较佳时，要注意多补充营养。医院的伙食都已计算好热量，务必吃完。在乳房真正胀时，要多花些时间按摩乳房，但乳罩不可过紧，用专门的哺乳胸罩既可保护乳房，又可以方便哺乳。允许洗头，注意保暖，洗后立即擦干，可请人帮助洗发。

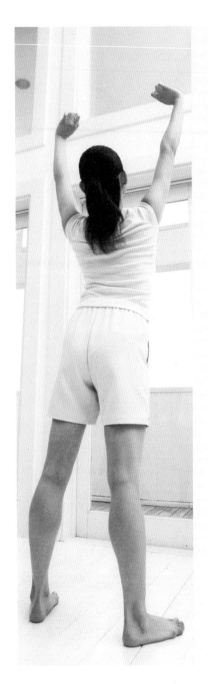

### 产后第 3 天的安排

新妈妈此时母乳分泌开始多了，让宝宝吸吮母乳的同时也能促进子宫收缩。并将多余的乳汁吸空，以促进乳汁分泌。可进行产褥体操，紧缩下腹部，使子宫与腹壁迅速恢复。此时，有的新妈妈可在医生的指导下使用产褥束腹带，可压制腹部的脂肪。会阴侧切或有会阴撕裂伤的新妈妈下床或上洗手间时会有不适感，如有便秘可请医生解决，以免伤口裂开。

### 产后第 4 天的安排

会阴侧切伤口已恢复，可以拆线了（也有的医院所用缝线不必拆除）。如果母婴同室，新妈妈可用一个专用笔记本记录婴儿哺乳、排便、排尿等情况。此时新妈妈可以自己清理恶露。

### 产后第 5 ~ 6 天的安排

医务人员指导新妈妈如何给婴儿洗澡、换尿布，如何照顾婴儿等出院准备，以及出院检查。新妈妈可向医护人员咨询育儿等知识，以便出院后育儿、产褥生活比较顺利。这点很重要，初产新妈妈应在医院多学会一些常识，包括产褥生活、育儿等多方面知识。一般产后 7 ~ 10 天，新生儿脐带会脱落。

### 产后第 7 天的安排

准备出院，归纳整理、办手续缴费、领母子健康手册、申请出生证明、拍纪念照，出院当天会相当忙碌。迎接的亲人尚未来之前，可先将衣物整理妥善。母亲要穿准备好的衣服，打扮一下自己，穿戴整洁合体，愉快地带上小宝宝回家。

# 产后 7 天的饮食原则

### 产后第 1 天

一般分娩完时新妈妈都会非常疲劳，迷迷糊糊的只想睡觉，没有什么食欲，此时不要勉强，能吃多少就吃多少。可进食适量、比较热、易消化的流质或半流质食物，如红糖水、藕粉、蒸蛋羹、蛋花汤、卧鸡蛋等。

### 产后第 2 ~ 3 天

分娩没有异常的新妈妈在产后 6 小时可以下地行走，会阴切开的新妈妈 12 小时以后也可以下地了，这时胃口会稍微好一点。有些新妈妈在分娩的一两天内都感到疲劳无力或肠胃功能较差，所以，最好还是吃比较清淡、稀软、易消化的食物，如面片、烂面、粥、蒸蛋羹或卧鸡蛋及煮烂的菜。

### 产后第 4 ~ 7 天

大多数顺产的新妈妈都可以恢复正常饮食了。但仍应避免太硬的食物，最好是软烂的、不油腻、易于消化的食物。

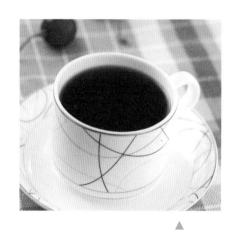

图注：产后易疲劳，新妈妈可进食适量、比较热、易消化的流质食物，如红糖水等。

### 产后第 7 天

新妈妈恢复正常饮食，可以进食鱼、肉、蛋、鸡等，但不可过饱，应一日多餐，每日 5 ~ 6 次为宜。

● ● ● ●

## 金牌月嫂经验分享

产后第 1 周主要以休息为主，新妈妈的食量也不是很大，还没有必要大补，需注意从流食、半流食开始恢复进食，吃易于消化的食物。

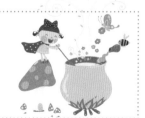

## 如何安排出院后四周内的生活

第一周时，刚从医院回来，新妈妈仍很疲劳，不必勉强自己做什么，产后两周左右仍以在床上安静休息为主，要保持规律的起居生活，仍需要按医院里一天的生活安排来计划自己和婴儿的进餐、哺乳、加餐、午睡等活动。

第二周时，新妈妈虽然还需躺着休息，但起来活动的时间应比第一周多，可以开始进行部分轻微的家务劳动，这一周的"奋斗目标"是能从床上起来，多走动走动。由于夜间多次喂奶与更换尿布，新妈妈通常有嗜睡现象，一旦感到疲劳就必须立即躺下休息。

生理性乳胀期过了以后，乳房的大小约为怀孕前的2倍，但是由于非常柔软，很容易下垂，白天请使用产后喂奶型胸罩。恶露这时将结束，可以更换使用较小的护垫。新妈妈千万不要提重物，以免内脏下垂。

第三周时，不论是新妈妈还是婴儿都要逐步走向"正轨"，新妈妈体力渐渐恢复，恶露趋于干净，婴儿吃睡逐渐有规律。新妈妈做家务以及日常生活也都正规化。当然不必十分勉强，每位新妈妈体力恢复也各不相同。本周末就可以出"满月"了，这时哺乳母亲和婴儿都可以外出，但最好避免长时间的步行与手提重物。

第四周时，此时的生活比较随意。产后6~8周，新妈妈基本上康复，婴儿也长大一些。按我国规定，

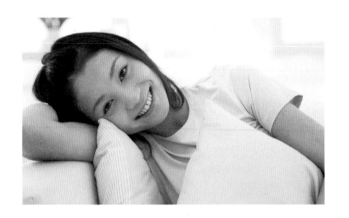

产后42天（6周）应该去医院作产后检查。同时可以上街，不妨去美容店改变一下发型，放松一下心情，但是哺乳期间不能染发。如果坐完月子后，有的新妈妈过于肥胖，就要注意减肥，不要错过成功减肥的最佳时机。

## 产后不宜马上熟睡

经过分娩的过程，新妈妈消耗了大量的体力和精力。因此，当宝宝出生后，新妈妈就会大松一口气，紧接着疲劳感就会袭来，很想痛痛快快地睡一觉。

但医生主张，产后不宜立即熟睡，应先闭目养神，半坐卧，用手掌从上腹部向脐部按揉，在脐部停留，旋转按揉片刻，再按揉小腹，时间比脐部稍长。如此反复十余次，可有利于恶露下行，避免或减轻产后腹痛和产后出血，帮助子宫尽快恢复。闭目数小时后就可熟睡。

## 关注产后出血量

产后出血，是新妈妈第一天最需要注意的问题，因此，不管再疲乏、再虚弱，观察自己的出血量是新妈妈最重要的功课。目前，在我国导致孕产妇死亡的第一原因是产后大出血，产妇在分娩后两小时内最容易发生产后出血，产后2小时出血达到或超过400毫升，24小时内出血500毫升都可以判断为产后出血，80%发生在2小时内。晚期产后出血是指分娩24小时以后，在产褥期内发生的大量出血，多见于产后1~2周。

产妇出血过多，会导致休克、弥漫性血管内凝血甚至死亡，产后出血80%发生在产后2小时内。所以，分娩后仍需在产房内观察2小时。此时，要特别注意子宫收缩乏力也会引起产后出血。

因此，在上厕所时，应注意把卫生护垫等收集起来，不要丢弃，如果出血量较多，或阴道排出组织都应及时告知医生。

## 产后要多喝水，尽早排尿

顺产产妇，下了产床以后就要多喝水。因为在生产过程中，胎头下降会压迫膀胱、尿道，使得膀胱麻痹以及产后腹壁肌肉松弛而排不出尿。膀胱过度充盈，会影响子宫的收缩，也会导致产后出血。

此外，由于产程中失血，以及进食过少也会导致体液丢失，因此要注意多喝水补充体液。一般来说，在顺产后4~6小时内就可以自己小便了，但由于外阴创伤，新妈妈会惧怕疼痛而不敢用力排尿，极易导致尿潴留。一旦发生了尿潴留或尿不彻底，有可能让细菌侵入，引发尿路感染。如果在分娩6~8小时后甚至在月子中，仍然不能正常地排出尿液，并且膀胱还有饱胀的感觉，就可能已经患上尿潴留了。

因此，尽快排出第一次小便很重要。产后6~8小时是最易出现异常情况的时间，如果怎么都尿不出，就得求助于医生了。

### 金牌月嫂经验分享

除了多喝水，有一些辅助方法帮助排尿：听流水声，利用条件反射解除排尿抑制，使自己产生尿意，促使排尿。或用温水冲洗外阴。也可以用开水熏下身，让水汽充分熏到会阴部，注意要保持身体不接触水，以免烫伤，可以促进膀胱肌肉的收缩，有利于排尿。

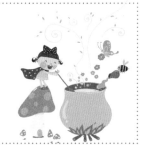

## 产后及早下床活动

产后有很多新妈妈因为疲惫不堪，产后第一天基本上躺着度过，这样不好。

顺产产妇可以在产后 6 ~ 8 小时坐起来；剖宫产的产妇在手术后 24 小时可以坐起。要适量多坐，不能总躺在床上。躺在床上不仅不利于体力的恢复，还容易降低排尿的敏感度，有可能阻碍尿液的排出，引起尿潴留，并可能导致血栓形成。

如果分娩顺利，产后可根据体力恢复情况下床，适当活动。产后 24 小时可以随意活动，避免长时间站立、久蹲或做重活，以防子宫脱垂。产后 8 周可逐渐恢复正常活动。并且适时尝试做一做较轻缓的产褥操，有助于形体恢复。

## 尽早给宝宝喂初乳

初乳不要浪费，一般来说，当宝宝脐带处理好后，就可以尝试给宝宝喂奶。新妈妈第一天会分泌少量黏稠、略带黄色的乳汁，就是初乳。初乳含有大量的抗体，能保护婴儿免受细菌的侵害，所以应尽可能地给宝宝哺喂初乳，减少新生儿疾病的发生。

其次，哺乳的行为能刺激大脑，大脑会发出信号增加乳汁的分泌。因此，在产后第一天尽早地给宝宝哺乳，能形成神经反射，增加乳汁的分泌。

新妈妈还应该随时关注自己的乳房的温度和硬度。如果乳房摸上去有红肿热痛的硬块，伴有发热感，同时体温升得较快，甚至到了 39℃ 以上，则很有可能患上了乳腺炎。开始可行热敷，用中药和在医生指导下适当采用抗生素。如已化脓，就可能要手术治疗。

乳腺炎往往因为乳汁分泌不畅，在乳腺内郁积成块，再加上乳头有裂口，细菌袭入惹起的祸患。所以，在产前就应清洗乳头，产后要揉散乳结，及时治疗乳头裂口，也可以用吸奶器帮助排乳，做到"防患于未然"。

## 如何护理会阴部位

分娩时，由于胎儿压迫会阴部，以及医生助产时在会阴部的操作，产后新妈妈会阴部常会发生充血和水肿，有的可能还有程度不同的会阴部撕裂伤或会阴侧切伤。另外，由于产后新妈妈阴道内不断有恶露排出，所以，若不注意加强会阴部的护理，常易引起会阴部乃至生殖系统的感染。

新妈妈应注意会阴的清洁，产后每天至少要在专用的清洁盆中清洗会阴部 2 次，冲洗一般用温开水即可，不需加其他药物；若有会阴部撕裂伤或会阴侧切伤口，则可用温开水或 1：5 000 的高锰酸钾溶液冲洗，并在每次大便后加洗 1 次。每次冲洗后都要更换会阴垫，会阴垫要用经过消毒的，并要勤洗会阴，勤换会阴垫，避免感染。

会阴部肿胀明显的新妈妈可用温热毛巾热敷，以助消肿，每天3次，产后5～6天开始，可用1：5 000高锰酸钾溶液温水坐浴，每晚1次，也可以选用中药水淋洗。中药的配方为苦参20克，土茯苓30克，野菊花20克，水煎去渣，或淋洗或坐浴，以促进会阴部伤口愈合。

分娩时造成的会阴损伤完全愈合，大约需2周。此后可改为每天用温开水清洗会阴1次，同时要注意会阴垫及内衣内裤的清洁卫生，勤洗勤换，洗后在阳光下充分暴晒，以杀灭细菌，预防感染。

▼ 图注：分娩时造成的会阴损伤完全愈合，大约需2周。

## 如何减轻产后会阴疼痛

热敷可以增加血液流量、促进伤口复原；冷敷则可以麻痹疼痛、缓和肿胀。这两种方法对受创的会阴都是必要的。用冰敷袋抵住会阴会觉得很舒服，也可以试一试在卫生棉和会阴之间垫上凉的小冰枕。

为了避免感染，最好每隔几个小时就更换卫生棉垫，而且擦拭会阴一定要由前往后，避免把肛门的细菌带到会阴部。

排完大小便后，要清洁会阴部，再用软毛巾吸干。用卫生纸擦拭敏感的会阴组织及膨胀的痔疮可能会引起疼痛。

如果会阴持续疼痛，要在医生指导下，服用不影响哺乳的止痛药。

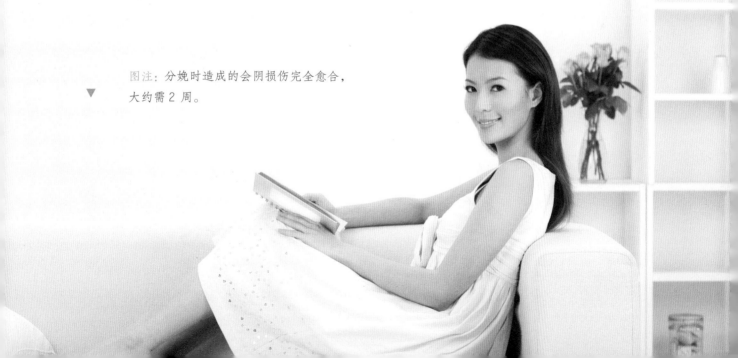

# 剖宫产新妈妈的注意事项

## 剖宫产后恢复的不同之处

剖宫产毕竟是手术，与正常的经阴道分娩相比，术中出血量增多，术后易发生感染；剖宫产术后，不能很快恢复进食，可能会使泌乳量减少，使哺乳的时间推迟，不能及时给宝宝喂奶；通常，自然分娩的母子一般 3 ~ 5 天后即可以出院，一般剖宫产 6 ~ 7 天拆线；选择剖宫产，新生儿因为没有经过产道挤压的过程，并发症的发生率会比自然分娩的新生儿高，尤其是新生儿湿肺等呼吸系统疾病发生率增高。不过，至于对未来的夫妻性生活，不论是剖宫产还是自然产，均不会造成明显的影响。

## 剖宫产伤口情况

目前，大多数医院对新妈妈施行的是子宫下段剖宫产。因为子宫下段肌层薄，出血少，再次妊娠出现子宫破裂的概率低，临床大多采用这种剖宫产方式。当然，也有不少医生采用"横切口"，这样的新妈妈即使做过剖宫产手术，康复以后还可以穿新潮泳装、时装，满足女性爱美的需求。

随着手术技术不断提高，剖宫产伤口愈合越来越好，但毕竟是手术，不可能不留下疤痕。伤口的大小，疤痕的深浅与手术当时的情况、胎儿的大小、新妈妈皮肤的素质等许多因素有关。

### 金牌月嫂经验分享

剖宫产新妈妈除了和自然分娩新妈妈一样，要勤刷牙、洗脸、勤换衣，每天冲洗外阴 1 ~ 2 次以外，还要注意保持腹部切口的清洁。

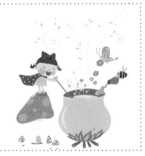

# 剖宫产后的护理细节

## 多翻身促排气、排恶露

无论是局部麻醉还是全身麻醉的新妈妈，手术后24小时内都应卧床休息，但是要忍住疼痛，每隔三四个小时在家人或护理人员的帮助下要翻一次身。这是因为，多翻身不仅能避免褥疮，还有助于肠道功能恢复，所以应尽早排气解除腹胀，还能避免肠粘连。

## 宜取半卧位

采取半卧位较平卧更有好处，这样可以减轻身体移动时对伤口的震动和牵拉痛，会觉得舒服一些。同时，半卧位还可使子宫腔内积血排出。半卧位的程度，一般使身体和床成20°～30°为宜，可以使用摇床，或者垫上被褥。

## 产后尽量排尿

手术后，医生会在新妈妈身上放置导尿管。一般在术后24～48小时、膀胱肌肉恢复收缩排尿功能后拔掉导尿管。拔管后，要尽量努力排解小便，否则，保留导尿管容易引起尿路感染。

## 多吸吮，促进伤口复原

剖宫产新妈妈子宫收缩相比顺产的会慢一些，而宝宝的吸吮可以促进子宫收缩。有些新妈妈担心哺乳会影响伤口愈合，实际上恰恰相反，哺乳会减少子宫出血，子宫收缩得越快，伤口复原得也越快。促进子宫收缩最佳办法是让产妇哺乳，婴儿吮吸奶水会刺激子宫收缩，子宫收缩可压紧血管，减少出血，促进伤口恢复。

## 定时查看刀口及恶露

剖宫产新妈妈及家属应该定时查看腹部刀口的敷料有无渗血。手术后应有恶露排出，量与月经量接近或略多，流血过多或者无恶露排出均属于不正常现象，应及时告知医生。

## 尽量少用止痛药

剖宫术后，麻醉药作用逐渐消退。一般在术后数小时，新妈妈的伤口开始出现疼痛。为了让新妈妈能很好地休息，医生在手术当天或当天夜里会用一些止痛药物。在此之后最好不要再用止痛药物，因为它会影响新妈妈的身体健康，尤其是影响肠蠕动功能的恢复。所以，要做好思想准备，忍耐一些疼痛。

## 拆线后再出院

一般来说剖宫产术后拆线时间根据切口不同而定，如果新妈妈身体没有异常，横切口的新妈妈一般术后5天拆线，纵切口的新妈妈术后7天拆线。但是如果是比较胖的新妈妈，腹压会比较高，就要延长拆线时间了，具体时间可遵从医生建议，以免拆线过早，引起伤口裂开。

### 🐣 下床活动要循序渐进

剖宫产新妈妈产后第二天就可以在床上活动或扶着床边走，之后可以下床活动。下床活动时，新妈妈会有些疼痛，但是对于恢复消化功能很有好处。新妈妈可以先在床上坐一会儿，再移到床边坐一会儿，然后在家人的帮助下，在地上站立一会儿或扶着床边走几步，每天坚持 3 ~ 4 次。如果刀口太疼无法站立，新妈妈也要时不时地在床上坐一会儿，不要一直躺着，避免内脏器官粘连。

● ● ● ●

## 金牌月嫂经验分享

剖宫产新妈妈下床活动时，要预防伤口撕裂。下床活动前可用束腹带（医用）绑住腹部，或者活动时用双手捂住伤口两侧，这样，走动时就会减少因震动而引起的伤口疼痛。

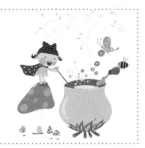

## 剖宫产新妈妈的饮食安排

剖宫产新妈妈不同于顺产新妈妈，尤其表现在饮食上，要跟顺产新妈妈的饮食区分开来。

### 🐣 术后 6 小时内禁食

剖宫产手术，由于肠管受到刺激而使肠道功能受损，肠蠕动减慢，肠腔内有积气，术后易有腹胀感。剖宫产术后 6 小时内应禁食，待术后 6 小时后，可以喝一点温开水，刺激肠道蠕动，等到排气后，才可进食。

### 🐣 少吃易产气的食物

剖宫产新妈妈能够进食后，可以先吃一些促进排气的食物，如萝卜汤等，以增强肠蠕动，促进排气，减少腹胀，并使大小便通畅。易发酵产气多的食物，如糖类、豆类、淀粉类等，要少吃或不吃，以防腹胀。

### 排气后先以流食为主，再过渡到正常饮食

大量排气后，术后的剧烈疼痛会影响到新妈妈的食欲，胃肠功能还没恢复，肠蠕动仍然很缓慢，很有可能会便秘。所以在排气后，应选择流质食物，比如稀粥、米粉、藕粉等，然后改为半流质，如蛋汤、粥、面条等，可根据新妈妈的体质而定，饮食逐渐恢复到正常。应禁止过早食鸡汤、鲫鱼汤等油腻肉类汤和催乳食物。

### 不宜过饱

剖宫产手术时肠道不免要受到刺激，胃肠道正常功能被抑制，肠蠕动相对减慢。如多食会使肠内代谢物增多，在肠道滞留时间延长，这不仅可造成便秘，而且还会使新妈妈产气增多，腹压增高，不利于康复。

### 导尿管拔出后要增加饮水量

因为插导尿管本身就可能引起尿道感染，再加上阴道排出的污血很容易污染到尿道，通过多饮水、多排尿，可冲洗尿道，以防泌尿系统感染。

### 合理饮食，促进伤口愈合

蛋白质及胶原蛋白，能促进伤口愈合，减少感染概率。含蛋白质丰富的食物有各种瘦肉、牛奶、蛋类等。维生素A能够逆转皮质类固醇对伤口愈合的抑制作用，促进伤口愈合，它主要存在于鱼油、胡萝卜、番茄等

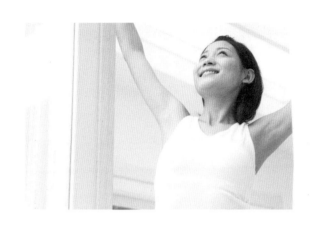

食物中。维生素 C 可以促进胶原蛋白的合成，促使伤口愈合，它主要存在于各种蔬菜、水果中。

花胶（鱼鳔的干制品）：富含高级胶原蛋白、维生素及钙、镁、硒等元素，帮助产后伤口复原。

## 术后感觉恶心怎么办

由于剖宫手术和麻醉药物对身体的刺激，有些新妈妈在手术后会觉得头重脚轻，浑身打哆嗦，可能还会有恶心、想吐的感觉。出现这种情况时，新妈妈不要过于担心，要注意做好保暖工作，不要受凉，严格按照医生的嘱托进行术后观察、恢复，一般这些症状都会自行缓解。如果新妈妈恶心的感觉愈来愈强烈，可以在医生的指导下服用一些药物来缓解。

## 剖宫产新妈妈要当心贫血

剖宫产新妈妈由于手术失血很多，营养如果再跟

不上，很可能患上产后贫血。一般情况下，在新妈妈出院前会抽血检查新妈妈是否贫血。一旦贫血状况发生，则要听从医生的指导服用药物，同时保证充分休息，补充营养，多食用一些富含铁的食物，如猪肝、瘦肉、蛋黄、黑芝麻、木耳、大豆、蘑菇、海带、油菜等。

## 剖宫产后的疤痕怎样护理

产后疤痕，是手术后伤口愈合留下的痕迹，一般呈白色或灰白色，光滑、质地坚硬。在手术刀口结疤2～3周，疤痕开始增生，局部发红、发紫、变硬，凸出皮肤表面。疤痕处有新生的杂乱无章的神经末梢。疤痕增生期持续3个月至半年，纤维组织增生逐渐停止，疤痕也逐渐变平变软。颜色变成暗褐色，然后疤痕就会出现痛痒，以刺痒最为明显，特别是在大量出汗或天气变化时，常会感到刺痒到抓破疤痕表皮见血

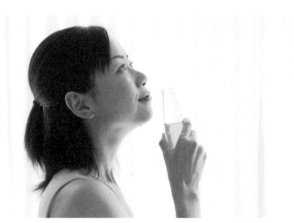

的程度。天气变化时，由于冷热温差和干湿的变化比平时强烈，疤痕内的神经末梢能敏感测出这种变化，以痒和疼为信号，人们谐称为"天气预报"。

不过，年轻的妈妈不要恐惧，疤痕的刺痒会随着时间的延长逐渐自行消失。剖宫产后需注意的是：

1. 手术后刀口的结痂，不要过早揭掉，过早硬行揭痂会把尚停留在修复阶段表皮细胞带走，甚至撕脱真皮组织，刺激伤口出现刺痒。

2. 涂抹一些外用药如肤轻松、地塞米松等止痒。

3. 避免阳光照射，防止紫外线刺激形成色素沉着。

4. 调整饮食结构，多吃水果、鸡蛋、瘦肉、肉皮等富含维生素C、维生素E以及人体必需氨基酸的食物，能够促进血液循环，改善表皮代谢功能。切忌吃辣椒、葱、蒜等刺激性食物。

5. 保持疤痕处的清洁卫生，及时擦净汗液，不要用手搔抓、用衣服摩擦疤痕或用水烫洗的方法止痒，以防加剧局部刺激，促使结缔组织炎性反应，引发难忍的刺痒。

## 剖宫产后初乳少怎么办

初乳含营养十分丰富，是出生72小时内新生儿的天然食品，能确保新生儿的最初营养需求。

与自然阴道分娩相比较，剖宫产不利于新妈妈早期乳汁分泌，影响因素有：剖宫产的新生儿不能做到

出生后30分钟内吸吮妈妈的乳头，从而延缓建立射乳反射和泌乳反射；新妈妈手术前后饮食受到限制，未能补充足够营养；新妈妈伤口疼痛和补液，影响新妈妈情绪和有效哺乳，疼痛产生肾上腺素有抑制乳汁分泌作用；剖宫产缺乏阴道分娩时应激反应所引起5-羟色胺分泌增加的应激过程，从而使泌乳素及催产素分泌减少。

从临床实践中看，经产后24小时、48小时、72小时组的调查对比，均显示剖宫产要比阴道产的新妈妈泌乳量少或无乳汁的比例高，使得多数剖宫产出生的新生儿在生后3天内得靠人工喂养或混合喂养来获取营养。随着时间推移，3天后母乳量渐增，宝宝才能从母亲那里获取营养。对施行剖宫产手术的新妈妈，要加强早期母乳喂养指导，尽可能提高早期泌乳量，使宝宝能尽早吃上母乳，促进早期发育及健康。

## 金牌月嫂经验分享

剖宫产的分娩方式有别于自然分娩，新妈妈身体受损和体内泌乳素的迟至都会使剖宫产新妈妈乳汁分泌不及顺产新妈妈快，所以剖宫产新妈妈更要让宝宝频繁吸吮，这是加快乳汁产出的最有效的办法。宝宝的吸吮还可以促进子宫收缩，使伤口尽快复原。

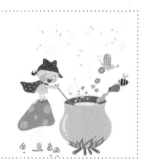

## 剖宫产新妈妈的哺乳姿势

剖宫产后由于伤口的原因，起初很难像顺产新妈妈一样采取横抱式的哺乳姿势，同时也很难采取标准的侧卧位，因此对于剖宫产的新妈妈，学会正确的哺乳姿势，才能既有利于新妈妈恢复，也有助于宝宝吸吮，下面两种哺乳姿势就非常适合剖宫产新妈妈。

剖宫产及有侧切、撕裂伤的顺产产妇产后一周内采取侧卧位哺乳。

### 床上坐位哺乳

新妈妈取坐位或半坐卧位，在身体的一侧放小棉被或枕头垫到适宜高度，同侧手抱住婴儿，婴儿下肢朝新妈妈身后，臀部放于垫高处，胸部紧贴母亲胸部，新妈妈用手以"C"字形托住乳房，婴儿张大嘴巴含住同侧乳头及大部分乳晕吸吮。

### 床下坐位喂奶法

病房座椅一张放于床边，新妈妈坐于椅上靠近床缘，身体紧靠椅背，以使背部和双肩放松，新妈妈身体的方向要与床缘成一夹角。婴儿放在母亲床上，可用棉被或枕头垫到适宜高度，新妈妈环抱式抱住婴儿哺乳，其他姿势同床上喂奶法。

其实，采取什么样的姿势并不重要，只要新妈妈和宝宝觉得舒服就可以了。哺乳更大的意义就是让宝宝对乳头进行有效的吸吮，以促进射乳反射和泌乳素的分泌，同时也让宝宝适应和习惯新妈妈的乳头。剖宫产新妈妈更要让宝宝频繁吸吮，以促进乳汁分泌，尽可能实现母乳喂养。

## 剖宫产产后的性生活

一般情况下，剖宫产新妈妈最好在产后的42天内不要进行性生活。一般剖宫产产后42天，新妈妈要到医院做产后检查，医生会确认你的伤口愈合情况和恶露排出情况。正常情况下，只要新妈妈的恶露停止，刀口复原良好，新妈妈自己也感觉身体已经基本复原，就可以恢复性生活了。

由于某些新妈妈的卵巢在产后20天左右就可恢复排卵功能，1个月左右就来月经。所以，即使产后月经未来，如果想要恢复性生活，要注意采取避孕措施。

## 剖宫产后两年内不宜生二胎

剖宫产后,医学上建议是至少两年之后才可以生二胎,这样能较少地影响曾经受损的子宫。过早的怀孕，会由于胎儿的发育使子宫不断增大，子宫壁变薄，尤其是手术刀口处是结缔组织，缺乏弹力。在怀孕晚期或分娩过程中很容易破裂，造成腹腔大出血甚至威胁生命。因此，再次怀孕最好是在手术两年以后较为安全。因此，剖宫产新妈妈在术后两年内要做好严格的避孕措施，否则有疤痕的子宫容易在进行刮宫术时发生穿孔，甚至破裂。

## 剖宫产后恢复操

剖宫产术后10天左右，如果新妈妈身体恢复良好，可开始做一些轻柔的运动。方法如下：

1. 仰卧，双腿交替举起，先与身体垂直，然后慢慢放下来。双腿分别各做5次。

2. 仰卧，两臂自然放在身体两侧。右腿屈曲抬起并使其大腿尽力靠近腹部，使脚跟尽力靠近臀部。左右腿交替，各做5次。

3. 仰卧，双膝屈曲，双臂交合抱在胸前，然后慢慢坐起成半坐位，再恢复仰卧位。

4. 仰卧，双膝屈曲，双臂上举伸直，做仰卧起坐。

5. 俯卧位，两腿屈向胸部，大腿与床垂直，臀抬起，胸部与床紧贴。每次持续时间从2~3分钟，逐渐延长到10分钟，早晚各做1次。

# 哺乳妈妈的注意事项

## 别急着喝催乳汤

保证宝宝有充足的奶水，是坐月子妈妈必要做的工作，催乳汤也是很好的食补源，但刚生产完后，新妈妈大多数乳腺管还未完全通畅，要是太急着喝催乳汤，在产后的头3～5天的涨奶期，可能会被胀疼得哭。所以，有催乳功能的汤和食物，应该在产后7天左右进食。

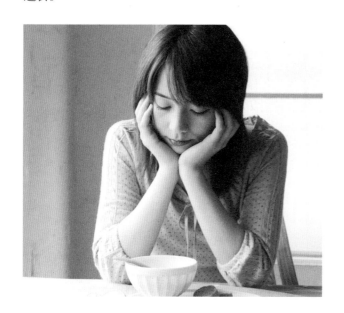

▲ 图注：产后新妈妈大多数乳腺管还未完全通畅不必急着喝催乳汤。

## 防治乳头皲裂

一般来说，乳头皲裂是喂养不正确造成的。宝宝未把乳晕都含到嘴内，仅把乳头放到口中，即所谓"含接"不好所致。含接不好，用嘴摩擦乳头的皮肤，持续以这种不正确的姿势喂哺就会使乳头皮肤破裂，发生"乳头皲裂"。由于乳头破损，每次哺乳后新妈妈都会感到乳头疼痛，不敢哺乳而会引起乳汁淤积。细菌由裂口进入乳房，又会导致乳腺炎。

预防乳头皲裂，应当在孕期时开始做起。一般妊娠5个月左右，就要天天用温开水擦洗乳头，涂上食油。这样不仅能保持乳头清洁，更主要的是使乳头皮肤受到锻炼而长得结实，以免哺乳时破裂。如果乳头凹陷，应及时纠正，试着向外拉出。喂奶要有正确姿势，乳头及大部分乳晕要含入婴儿口中。喂奶后要用一滴奶液涂在乳头上，使其自然干燥。

喂奶时，奶头虽尚未破裂，但感到十分疼痛，此时就要引起注意。发生轻微皲裂不要终止哺乳，每次喂奶前先做乳房按摩，先喂没有皲裂的一侧，再喂有皲裂的一侧，保持正确的哺乳姿势。如果皲裂太严重，应暂停乳头皲裂乳房的喂奶，用吸奶器将奶吸出后再进行哺喂。

乳头皲裂必须及时治疗。先在乳头上涂以复方安息香酸酊，再搽上己烯雌酚磺胺油膏，每间隔2～3小时搽1次，效果要比单纯用抗生素油膏好。千万不要把乳头皲裂当小事，延误了治疗。防治乳头皲裂最好的办法是要有正确的喂养姿势。

哺乳后，可用乳汁涂抹皲裂部位。局部可用 1% 的复方安息香酸酊或 10% 的鱼肝油剂涂抹，下次哺乳前要洗净。若皲裂严重，可用乳头罩间接哺乳，或将奶挤出用小勺喂给宝宝吃。

● ● ● ● ●

## 金牌月嫂经验分享

### 乳头皲裂的治疗偏方

1. 莲房（莲蓬外皮）适量，洗净，炒熟研为细末，外敷乳头上。

2. 鲜荸荠适量，洗净捣汁频涂患处。

3. 橄榄核仁适量，烧成炭灰状，研成细末用香油调匀，涂敷患处。

4. 胡萝卜叶、籽适量，焙黄研成细末，用香油调敷患处。

5. 南瓜蒂适量，晒干，烧成炭灰状，研成细末，用香油调敷患处。

6. 南瓜藤须 1 把，食盐少许，将南瓜须同盐捣烂，加少许水煎汤顿服。

7. 茄子花（经霜打）、香油各适量，将茄子花焙干，研成细末，用香油调成糊状涂于患处。

8. 荸荠 5 个，冰片 0.3 克，将荸荠捣烂，用纱布挤汁，汁内放入冰片调匀，涂搽患处。

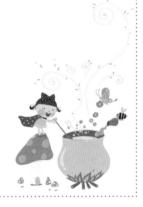

## 如何减轻乳房胀痛

减轻乳房胀痛的方法：一是发生乳房胀痛时，尽快使乳腺管通畅，将淤积的乳汁尽快吸出。因此，一旦出现奶胀，就要及时处理。

二是乳房胀痛能挤出乳汁的，采取正确的喂奶姿势后，频繁地让宝宝吃奶，这样可使乳房变软，如果宝宝实在不能吃空多余的奶，可以用吸奶器吸出。

三是乳房胀痛不能挤出乳汁的，可采取以下办法：

1. 哺乳前热敷乳房，轻轻从四周向乳头方向按摩、挤捏，使乳汁排出。

2. 用吸奶器吸奶，帮助畅通乳腺管。

3. 让婴儿吸奶，吃不尽的奶汁，用吸奶器吸尽。

4. 两次哺乳间冷敷乳房，减轻充血。

5. 用发酵面团150～200克，均匀地敷布在乳房上，盖上热毛巾敷半小时，然后除去乳头周围的面团，用手向乳头方向挤捏，并用吸奶器吸出乳汁。

如未见好转，且出现畏寒、突发高热等症，很有可能已发展为急性乳腺炎，需要到医院就诊。

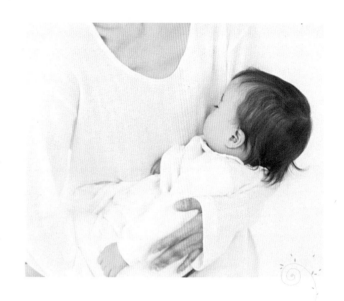

● ● ● ● ●

## 金牌月嫂经验分享

如果乳房胀痛明显，伴有持续体温超过38℃，乳腺局部有红肿，伴有头痛，就应注意有发展成乳腺炎的可能，应及早就医。

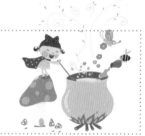

## 怎样提高乳汁的质量

宝宝对微量营养素的储备通常较低，而需求相对较多，必须依赖母乳提供。如果乳母摄入或储备不足，将对宝宝的生长发育产生不利影响。

### 及时补铁

妊娠过程和分娩过程中都有大量的铁损失，分泌乳汁也要动用部分铁，所以，这些都要求乳母补充足量的铁。乳母每日从饮食中应补充约25毫克铁，比孕前饮食增加约5毫克，才能保证身体复原和哺乳的需求。饮食中应多吃动物肝脏、瘦肉、豆制品、鱼类、蛋黄等含铁丰富的食物。

### 补充维生素

维生素 A。饮食与乳汁中维生素 A 的含量成正比。乳母饮食中丰富的维生素 A 还具有促进乳汁分泌的作用。应多吃动物肝脏、胡萝卜、肉、蛋、奶等食物。

维生素 $B_1$、维生素 $B_2$。由于乳母的能量消耗增加，对维生素 $B_1$、维生素 $B_2$ 的需要量都有所增加，维生素 $B_1$ 还具有促进乳汁分泌的作用。乳汁中维生素 $B_1$ 含量不足，可能引发婴儿脚气病。应多吃未精制的谷类食物、瘦肉、动物内脏、豆类、坚果和蛋类等食物。

维生素 C。丰富的维生素 C 可以提高乳母的免疫力，对坏血病等一些血液疾病起到预防作用。而此时，婴儿的免疫力主要来自于母乳。应多吃新鲜的蔬菜、水果来补充维生素 C。

叶酸。乳母膳食中每天叶酸的摄入量应增加到 500 微克，比普通妇女增加 100 微克。叶酸在动物内脏、鸡蛋、豆类、绿叶蔬菜、水果及坚果中含量较多。

## 乳母多吃海产品，宝宝更聪明

海产鱼虾除蛋白质丰富外，其脂肪富含多不饱和脂肪酸，牡蛎还富含锌，海带、紫菜富含碘。这些营养素都是婴儿生长发育，尤其是大脑和神经系统发育所必需的营养素。

有研究显示，能量平衡时，乳汁脂肪酸含量及组成与乳母饮食中的脂肪摄入量和种类有关。母乳中锌、碘含量也受乳母饮食中锌、碘等含量的影响。

推荐食用的海产品有：海虾、牡蛎、海带、紫菜、鳕鱼、鲆鱼、鳗鱼等。螃蟹的食性过于寒凉，最好不要在月子里食用。其他海产品适量食用是没有问题的。

## 哺乳妈妈要保证充足的蛋白质

婴儿以母乳喂养最为理想，而乳母的蛋白质营养状况对泌乳有很大影响。母乳中蛋白质的含量平均为 1.2%，乳母要将食物中的蛋白质转换为乳汁中的蛋白质，转换率为 70% 左右，所以乳母的饮食中要额外增加大量的蛋白质。如果乳母膳食中蛋白质的营养价值不高，消化吸收率低，则转换率就更低。如果膳食中的蛋白质质和量不理想，可使乳汁的分泌量减少，并影响到乳汁中蛋白质的氨基酸组成。故供给乳母足量、优质的蛋白质非常重要。

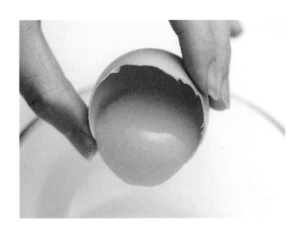

在饮食中，除了每天两三个鸡蛋外，鱼、虾、瘦肉、豆制品、乳制品等，都是优质蛋白质的来源。动物蛋白的消化吸收率要高于植物蛋白，所以，哺乳妈妈要适当增加动物性食物的摄入量。

## 哺乳妈妈怎样防止缺钙

正常母乳 100 毫升含钙量约为 34 毫克，故乳母每日通过乳汁分泌而损失的钙平均为 300 毫克。

如果乳母饮食中钙的摄入量不能满足需要，乳母骨骼组织中的钙将被动用来维持乳汁钙含量的稳定，乳母可因缺钙而易患骨质软化症，出现腰酸腿痛、肌肉痉挛等症状。当乳母饮食中长期钙的供给不能满足需要时，不但会引起乳母钙缺乏的症状，乳汁中钙的含量也会有所下降，导致婴儿出现佝偻病等缺钙症。所以，为保证乳汁中钙含量的稳定、母体的钙平衡及后续骨的健康，保证婴儿的健康，乳母应增加钙的摄入量。

专家建议，乳母膳食钙摄入量应为每日 1 200 毫克。并应多摄取消化吸收率高的优质钙，如牛奶及其制品中的钙。乳母每日若能饮用牛奶 500 毫升，则可从中得到 600 毫克优质钙。对那些不能或没有条件饮奶的乳母，建议适当多摄入连骨带壳的小鱼、小虾、大豆及其制品，以及芝麻酱和深绿色蔬菜等含钙的食物。同时，还应注意晒太阳，补充维生素 D，以促进钙的吸收。

## 根据泌乳情况调整饮食

母乳是妈妈给宝宝最好的礼物，它为宝宝一生的健康打下了良好基础。但哺乳是一件辛苦的工作，体力消耗非常大，所以，哺乳的妈妈一定要注意饮食的调养，做到食物种类丰富、营养全面均衡。

产后随着身体和消化能力的慢慢恢复，哺乳妈妈的饮食逐渐正常。待泌乳通畅后，才可多喝帮助下奶的鱼汤、肉汤或鸡汤，但一定要根据奶水分泌的多少适量饮用。

◎如果泌乳量较少，多吃一些催奶食物很有帮助。但对于已经出现乳汁淤阻的妈妈来说，再吃这些食物会加重胀痛感。

◎少吃过于油腻的食物。如果宝宝的大便里有奶瓣，说明乳汁里脂肪含量太高，妈妈应注意饮食清淡些。

◎月子里的婴儿，大便往往比较稀，一天好几次都是正常的。但如果大便颜色发绿，并出现腹泻，要注意乳母是否有乳腺炎而使乳汁变质。

◎月子里胃口不佳时，有些妈妈会吃一些辛辣食物来开胃，但辛辣食物对母婴都有不利影响，应该少吃。刚分娩后的新妈妈体内有热，吃辛辣温燥食物可助内热，易使新妈妈上火，出现口舌生疮、大便秘结等不适，甚至引起痔疮。而且，新妈妈体内的热会通过乳汁影响宝宝，使宝宝也出现一些上火症状。因此，月子内不宜多吃大蒜、辣椒、胡椒、茴香等刺激性食物。

◎不碰烟、酒、浓茶、咖啡，这些具有刺激性的嗜好品尽量避免，以免使一些不利于健康的物质通过乳汁刺激宝宝的中枢神经，影响健康。

## 别误吃了回奶食物

麦乳精营养丰富，味道可口，能够滋补身体，但新妈妈在哺乳期间常喝麦乳精是不科学的。因为麦乳精中的麦芽会抑制乳汁分泌，哺乳期妈妈经常喝麦乳精，就会使乳汁的分泌量明显减少，所以中医历来把麦芽作为回乳的用药。如果几个月后，哺乳妈妈想逐渐断奶，喝些麦乳精可帮助你减轻胀奶，平稳度过断奶期。

此外，山楂、陈皮、淡豆豉、花椒、糯米、大麦也有一定的回乳作用，不可多吃。

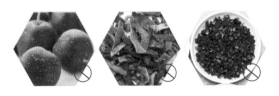

▲ 图注：新妈妈要注意有回乳作用的食材，不要误食。

## 积极预防乳腺炎

### 戴哺乳胸罩

纯棉宽大的胸罩可以有效承托乳房，使其不会因过于沉重而下垂，还应垫上吸奶的胸垫，防止奶水四溢弄湿衣服。胸垫要经常清洗，以免滋生细菌。

### 乳房的清洁

这一点很重要。每次授乳前，用温热的干净毛巾擦拭一遍乳房，可以促进乳腺畅通，保持卫生。授乳完毕后，用剩余的乳汁涂抹在乳头上。

双手要注意保持清洁，指甲修剪圆滑平整。如果乳头有破裂时，触碰任何衣物都会疼痛，此时最好能让乳头晾在外面，不要捂住，否则更易感染。

### 正确的授乳姿势

让宝宝将乳头含到乳晕部分，喂奶时间不要过长，防止乳头破裂。如果感觉疲劳，也可以侧躺着喂。

## 乳汁淤肿怎么办

坚持喂奶。乳房有胀痛、发硬症状时可以坚持喂奶，但要喂干净一边再喂另一边。吃不完的奶就挤掉。

及时热敷。平时注意勤用热毛巾按摩。乳房发胀发硬时，用温热的毛巾热敷乳房，可以促使乳腺畅通。

热敷时，乳汁可能会如喷泉般喷出，最好在水池边进行，或用容器接住。最好不要在宝宝吃奶时热敷乳房，奶水下得太快，容易呛到宝宝。

饮食消肿。可饮用金银花泡的水，以达到清热消肿的目的。此外，有下奶作用的汤就别再喝了，饮食要适当清淡些。

按摩消肿。先提拉乳头，再按摩乳晕，最后从乳房四周向乳头方向按摩，促进乳汁排出。

## 哺乳期妈妈用药原则

处于哺乳期的新妈妈，如果在此期间必须用药，则必须按照医嘱服用，并且要严格遵守如下几条原则：

◎要避免应用禁用药物，如必须应用，应停止哺乳。

◎要谨慎用药，应在临床医生的指导下应用，并密切观察乳儿的反应。

◎确定哺乳母亲用药指征，并选择疗效好、半衰期短的药物。使用剂量大或疗程长的药物时，应检测宝宝的血药浓度。

◎用药方式，以局部或口服用药最好。尽可能应用最小有效剂量，不要随意加大剂量。

◎避开乳汁中药物浓度较高时哺乳，服药前哺乳比服药后哺乳为好。

◎哺乳母亲必须用药，但该药对宝宝的安全性又未能证实时，应暂停哺乳或改为人工喂养。

另外，哺乳母亲患病后，用药治病还要坚持以下原则：能用物理疗法的不用化学疗法；能用食物疗法的，不用药物疗法。总之，哺乳期的母亲用药治病一定要十分慎重，不可随便用药，并坚持在医生指导下合理用药。产褥期应减少不必要的用药，以避免药物毒副作用影响母婴健康。

## 哺乳妈妈忌服哪些西药

新妈妈分娩后生病用药要特别慎重。大多数药物能通过血液循环进入乳汁，或使乳汁量减少，或使新生儿中毒、影响新生儿；会损害新生儿的肝功能、抑制骨髓功能、抑制呼吸、引起皮疹等。总体而言，对新生儿影响较大的药物主要有以下几类：

抗生素，如红霉素、氯霉素、四环素、卡那霉素等。

镇静、催眠药，如鲁米那、阿米妥、安定、安宁、氯丙嗪等。

镇痛药，如吗啡、可待因、美沙酮等。

抗甲状腺药，如他巴唑、硫氧嘧啶等。

抗肿瘤药，如 5- 氟尿嘧啶等。

其他药物，如磺胺药、异烟肼、阿司匹林、麦角、水杨酸钠及泻药等。

总之，新妈妈（哺乳母亲）用药、打针要在医生指导下进行。如果治疗需要上述药物，应暂停哺乳，使用人工喂养。

## 哺乳妈妈应忌服哪些中药

新妈妈如哺喂母乳，应忌用以下中药，否则对新妈妈健康及婴儿的身心发育等均会造成有害影响。

1．大黄、芒硝、枳壳、枳实、甘遂、大戟、芫花、青皮、牵牛子、车前子等，易伤新妈妈正气，影响乳汁分泌。

2．山楂、神曲、麦芽等，均有一定回乳作用，哺乳母亲不宜吃。

3．黄芩、黄连、黄柏、金银花、连翘、栀子、大青叶、板蓝根、玄参、生地黄、熟地黄等，寒凉滋腻，损伤脾胃，影响哺乳母亲食欲，不利于下乳。

4．牛膝能引血、引热下行，亦有回乳作用。

5．栀子金花丸、回清丸、消积丸、跌打丸、金匮肾气丸、七厘散等，为作用峻猛的中成药，新妈妈哺乳期应慎用。

# 新妈妈日常生活细节

## 产后怎样休养最好

新妈妈产后休养内容很多，大体上包括以下 5 个方面：

1．新妈妈要注意休息，以保养和恢复元气。

2．因产后脾胃虚弱，必须注意饮食调理，不但要进食营养丰富的高蛋白食物，更需多吃新鲜蔬菜、水果；身体弱者，还宜搭配一些药膳，并忌食过咸、过酸、生冷及辛辣刺激性食物。

3．产后应保持精神愉快，避免各种不良的精神刺激。

4．要注意适宜温度24～28℃，随时预防寒、湿、风的侵袭。

5．产后必须注意清洁卫生，勤换衣被。

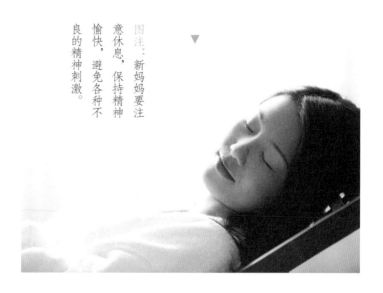

图注：新妈妈要注意休息，保持精神愉快，避免各种不良的精神刺激。

# 怎样预防"月子病"

月子病是指妇女在产后（包括小产）一个月内所受到的外感或内伤而引起的疾患，在月子里没有治愈而留下的病症。妇女在生产后，因筋骨腠理大开，身体虚弱，内外空疏，如果此时不慎使风寒侵入，或大怒大悲，或过多房事，都能引起月子病。

### 月子病的症状

月子病的临床表现是：怕冷、怕风、出虚汗、关节疼痛。遇冷、风、阴雨天气疼痛加剧。由于情绪忧郁而引起的月子病还可能伴有麻木、抽搐、胀痛等症状；月子里因房事而引起的月子病还会有四肢乏力、腰酸、嗜睡等症状；由于怒气而引起的月子病还同时伴有大小关节疼痛、头痛等症状。

月子病很容易被误诊为风湿或类风湿病，如按风湿类病治疗，收效甚微，或治疗时见效，停药后很快复发。月子病很折磨人，所以还应防患于未然。

### 月子病只能月子里治吗

月子里得了病最好在月子里治好，如果留下了病根，在以后治疗起来可能要相对困难些。但并不是说非月子期间就治不好月子病。非月子里治疗月子病，因筋骨腠理已经闭合，风寒已包于体内，治疗起来需多费一些时日，但只要找出病因，针对施治，也是可

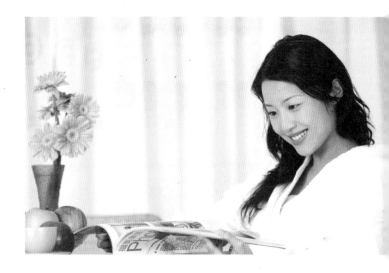

以完全治愈的。

# 头胎月子没坐好，二胎时怎样调补

有些妈妈头胎没坐好月子，常常觉得腰疼、胳膊疼，现在二胎政策放开了，有二胎计划的妈妈希望在第二次坐月子上，把之前落下的月子病给纠正过来。

### 充分的休养，能调好月子病

坐好月子确实容易调好月子病，首先，坐月子时，人体各个脏腑、关节都会发生变化，功能也会得到明显的改善。其次坐月子期间，妈妈除了照顾宝宝，恢复身体是最主要的任务，充分的休息和充足的营养能养好气血，而且没有工作压力或琐事打扰，当然能缓解以前落下的月子病。

## 坐月子调补注意事项

在生二胎坐月子时，新妈妈应尽量好好调整。根据大多数月子病的病因，新妈妈要特别注意以下事项，既可以缓解身体先前造成的损伤，又能防止落下其他病症。

1. 月子里头部出汗受风会引起头痛；接触冷水，往往会落下手指关节疼痛的毛病；衣裤单薄可以引起膝、肘关节及四肢疼痛；鞋袜不暖则容易患足跟痛。因此新妈妈要特别注意防凉保暖。

2. 饮食要有节制，否则容易引起肥胖，并增加患糖尿病、心血管疾病的机会。

3. 不可过多活动，也不可久站、久坐，以免劳累过度留下病根。

4. 保持良好心情，不怒、不躁，心胸开阔，少思少想。

5. 月子期内禁止过性生活。

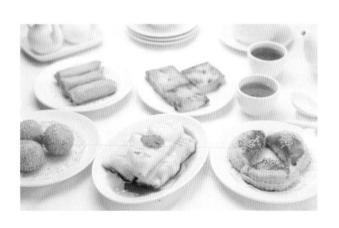

# 最适宜的月子休养环境

这里所说的环境，主要是指室内环境。室内环境安宁、整洁、舒适，有利于新妈妈休养；若杂乱无章、空气污浊、喧嚣吵闹，就会使新妈妈的身心健康受到很大影响。优美的环境既能调理新妈妈的生活，有利于新妈妈休息，又能调整新妈妈的心情，使其精神愉快、早日康复。丈夫或家庭成员应该为新妈妈的休养环境做出以下几方面的安排：

## 要清洁卫生

俗话说"干干净净，没灾没病"，这话很有道理，是新妈妈防病保健的重要内容。新妈妈在月子里几乎整天都在居室内度过，室内环境一定要打扫得非常干净。在新妈妈出院之前，家里最好用3%的来苏水（200～300毫升/平方米）湿擦或喷洒地板、家具和两米以下的墙壁，2小时后通风。卧具也要认真消毒。

## 要温度适宜

以"寒无凄怆，热无出汗"为原则，月子房里既有产妇，也有婴儿，即冬天温度22～28℃，湿度45%～60%；夏天温度24～28℃，湿度50%～60%。新妈妈不宜住在敞、漏、湿的寝室里，因为新妈妈的体质和抵抗力都较低下，居室更需要保温、舒适；使用空调时，温度不宜过低。如果使用电风扇不宜直吹新妈妈。

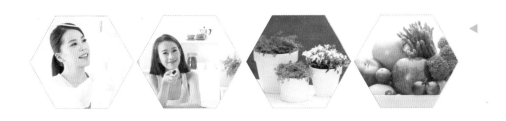

图注：空气清新有益于新妈妈精神愉快，也可以摆点鲜花、盆景，以营造温馨怡人的家居环境。

新妈妈居室采光要明暗适中，随时调节，要选择阳光照射和坐向好的房间做寝室用，这样夏天可以避免过热，冬天又能得到最大限度的阳光照射，使居室温暖。

### 要保持室内空气清新

空气清新有益于新妈妈精神愉快，有利于休息。不要紧闭门窗，要定时开窗换气，保持空气新鲜。新妈妈要避风寒和潮湿，但避风寒和潮湿，不等于紧闭门窗，特别是在盛夏季节，紧闭门窗往往会导致新妈妈中暑。其实，无论什么季节，新妈妈居住的房间都应适时开窗保持空气流通和干燥，但是新妈妈不能直接受风吹。开窗通风时，让新妈妈和新生儿到其他的房间，半小时后等室内温度适宜时再回到房间。

### 要保持室内安静

减少噪声，不要大声喧哗，避免过多亲友入室探望或过多的人来回走动，以免造成空气污染，影响新妈妈的休息。

### 摆放花草

室内用具要摆放整齐，可以摆点鲜花、盆景，以营造温馨怡人的家居环境。

## 金牌月嫂经验分享

新妈妈和宝宝的免疫力较低，若家中有人患了感冒，应立即采取隔离措施，房间里还应及时用食醋熏蒸法进行空气消毒。以每立方米5～10毫升食醋，将醋和水以1：3的比例混合，关紧门窗，加热食醋使其在空气中逐渐蒸发掉，有消毒防病的作用。

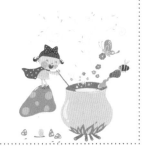

## 出汗多怎样预防感冒

新妈妈分娩后 10 天内，一般出汗较多，这是因为要通过排汗功能而协助排出体内积蓄的废物，此属正常生理现象。但是，出汗过多，毛孔张开，此时如受风寒，极易感冒、咳嗽，不但对产后健康恢复不利，还会并发其他疾病，如果长期不愈，会给产后留下病根，造成许多痛苦。

为了防止感冒，必须抵御风寒，因此新妈妈要穿长衣长裤，但是也要适当。不要穿得过少，也不要穿得过多，更不能一会儿穿、一会儿脱，造成身体对外界抵抗力的降低。夜间或白天盖被子也要适当，不可开始盖得很多，夜间又踢开被子，造成汗后受寒。不要接触感冒患者，以免被传染。卧室要通风，保持室内空气新鲜。

## 为何不要"捂月子"

我国民间素有"捂月子"的风俗。新妈妈在坐月子时，把屋子封得很严实，窗户不但关得很严，而且连窗缝也糊好，门上加布帘子，新妈妈的头用围巾裹得严严实实，身穿厚衣，足蹬棉鞋，被子也盖得厚厚的，认为这样才能保护好新妈妈和新生儿，其实这样做对新妈妈和新生儿都极其不利。

屋子封闭很严，空气不流通，室内空气污浊，对新妈妈和新生儿都很不利。新妈妈分娩后身体虚弱，需要有新鲜的空气，以尽快改变身体虚弱状况，恢复健康。宝宝出生后，生长发育很快，不仅需要充分的营养，也需要良好的环境，应当在空气新鲜、通风良好、清洁卫生的环境中生活，否则容易得感冒、肺炎等疾病，有碍健康。

屋子捂得过严，室内通风不好，必然造成室内潮湿，产生细菌，侵害人体。新妈妈和新生儿都处于身体虚弱时期，抵抗力差，经不起细菌的侵蚀，极易得病。更重要的是，无论新妈妈还是新生儿，都需要阳光的照射。只有在阳光照射下，身体才会正常发育。如果把屋子捂得过严，整日不见阳光，使新妈妈和婴儿的身体健康受损，那是极为不利的。

因此，新妈妈和新生儿在室内都应是暂时的，过一段时间就要到室外活动。如果室内封得过严，不能接触外界环境，就会造成很大影响，当以后到室外活动时，会形成环境变化过大，必然不能适应。这种不适应就会影响新妈妈和新生儿的身体健康。如果屋内通风好，有阳光照射，就会给以后到室外活动创造条件。

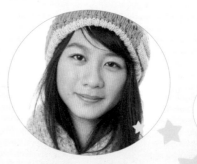

# 坐月子是否要完全卧床休息

有人认为，坐月子就是要完全卧床一个月，以休息来消除孕期和分娩时的劳累，其实完全是不必要的，生命在于运动，人的健康也来自运动。

医生指出，一般产后第 1 天，新妈妈疲劳，应当在 24 小时内充分睡眠或休息，使精神和体力得以恢复，为此，周围环境应保持安静，家人要从各方面给予护理和照顾。正常新妈妈，如果没有手术助产、出血过多、阴道伤口、恶露不尽、身痛、腹痛等特殊情况，24 小时以后即可起床作轻微活动，有利于加速血液循环、组织代谢和体力的恢复，也能增加食欲，并促进肠道蠕动，使大小便通畅。

早期适量活动，还可促使消化功能增强，以利恶露排出，避免褥疮、皮肤汗斑、便秘等产后疾病的发生，并能防止子宫后倾等症。因此，单纯卧床休息对新妈妈来讲是有害无益的。但鼓励新妈妈产后要及早下地活动，并不是指进行大运动量的活动，更不是过早地从事体力劳动。活动的时间不要太长，以免过度疲劳。要根据新妈妈身体情况，因人而异。

## 新妈妈怎样卧床休息最好

同常人比较，新妈妈要多卧床休息，那么怎样卧床休息才是适宜的呢？

卧床休息分侧卧、仰卧、俯卧、半坐卧、随意躺卧等。新妈妈卧床休息必须要讲究姿势、方法。这是因为产后新妈妈身体虚弱，气血不足，产前子宫、脏器、膈肌发生移位。产后这些器官要恢复到原来位置，子宫要排出恶露，因此必须保证充分休息和正确的卧床、养息方法，才有利于气血恢复，有利于恶露排出，有利于膈肌、心脏、胃等下降归位。卧床休息时注意不要压迫乳房，以免引起乳腺管阻塞。

中医十分重视产后卧床休息的姿势及其养神方法。历代著名妇产科专家均主张以下卧床休息方式。

1. 分娩完毕，不能立即上床睡卧，应先闭目养神，稍坐片刻，再上床背靠被褥，竖足屈膝，呈半坐卧状态，不可骤然躺倒平卧。闭目养神，目的在于消除分娩时的紧张情绪，安定神志，解除疲劳。

2. 半坐卧，目的在于使气血下行，气机下达，有利于排出恶露，使膈肌下降，子宫及脏器恢复到原来位置。

3. 在半坐卧的同时，还须用手轻轻揉按腹部，方法是以两手掌从心窝下擀至脐部，在脐部停留作旋转式揉按片刻，再下擀至小腹，又作旋转式揉按，揉按时间应比下擀时间长。

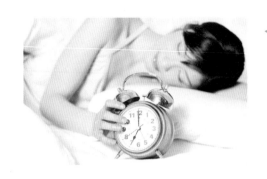

如此反复下捋，揉按10余次，每日2～3遍，即可使恶露、瘀血等不停滞在腹中，还可避免产后腹痛、产后子宫出血等症，有利帮助子宫复原。

清代养生家尤乘告诫："产后上床，只宜闭目静养，勿令熟睡。"历代中医学家还主张：刚生产不可立即上床熟睡，应先闭目养神。这些历代医学家的宝贵经验，应该重视。

## 新妈妈不宜长时间仰卧

经过妊娠和分娩后，维持子宫正常位置的韧带变得松弛，子宫的位置可随体位的变化而变化，如果产后常仰卧，可使子宫后位，从而导致新妈妈腰膝酸痛、腰骶部坠胀等不适。因此，为使子宫保持正常位置，新妈妈最好不要长时间仰卧。早晚可采取俯卧位，注意不要挤压乳房，每次时间20～30分钟，平时可采取侧卧位，这种姿势不但可以防止子宫后倾，还有利于恶露的排出。分娩后几天起，早晚各做一次胸膝卧位，胸部与床紧贴，尽量抬高臀部，膝关节屈曲90°。

## 产后头几天为什么起床会头晕

新妈妈突然起床下地时常有头晕现象，这主要是因为头部一过性缺血造成的。新妈妈身体一般都比较虚弱，加之较长时间卧床，不适应突然的直立状态，就会出现头晕。若产后出血较多，则更易出现头晕症状。

因此，新妈妈在下地前，先要有一个适应的过程，在床上先坐一会儿，感觉没有不适时再下地活动，而且家人要注意搀扶和保护。

如果发生晕厥，也不要惊慌，立即让新妈妈平躺，一会儿就可恢复，不需特别处理。

## 新妈妈适宜睡什么样的床

为什么新妈妈睡过软的床，会导致骨盆损伤呢？原来卵巢会于妊娠末期分泌第三种激素，称松弛素。此物质有松弛骨盆的各种韧带与关节的作用，有利于分娩。由于松弛素的作用，产后的骨盆会失去完整性、稳固性，而致使松散的骨盆，加上床的松软性、弹力性好，压下去，重力移动又弹起，使人体卧睡俨如佛龛，左右活动都有一定阻力，很不利于新妈妈翻身坐起。因此新妈妈如急速起床或翻身，就很容易造成骨盆损伤。为此，建议新妈妈产后最好睡硬板床，如没有硬板床，则宜选用较硬的弹簧床。

## 新妈妈怎样缓解疲劳

分娩后的最初几天，新妈妈会感到特别疲劳，常常是睡意袭来，昏昏沉沉，但又要担负起给宝宝喂奶的重任，真有点力不从心。此时，缓解疲劳、充分休息是当务之急。

月子里，宝宝并不适应成人的作息时间，也没有白天、黑夜的差别，甚至是黑白颠倒的。想吃就吃，想睡就睡，让人摸不着规律，新妈妈苦不堪言，疲劳感难以消除。

此时可以采取与宝宝同步休息的方法。即宝宝睡时妈妈也睡，宝宝醒时妈妈 再起来，喂喂奶、吃点东西，活动一下。这样分段休息，保证睡眠，把自己的生物钟和宝宝调到同步。

## 新妈妈的被褥与衣着有什么要求

新妈妈的衣着、被褥应随着四时气候变化而进行相应的增减调配。具体来说，新妈妈在坐月子时的衣着应注意以下几点：

### 注意衣服的质地

新妈妈的衣着以选择棉、麻、丝、羽绒等制品为宜，这些纯天然材料十分柔软、透气性好、吸湿、保暖。

### 衣着应宽大舒适

有些新妈妈怕产后发胖，体形改变，即以瘦衣服来掩盖已经发胖的身形，穿紧身衣服，进行束胸或穿牛仔裤。这样的装束都不利于血液流畅，特别是乳房

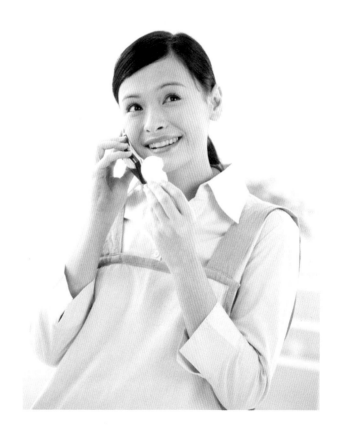

受压迫极易患奶疖。正确的做法应该是衣着略宽大，贴身衣服以棉布衣为好。剖宫产新妈妈在手术后的 7 天内最好使用腹带包裹腹部，可以促进伤口愈合，腹部拆线后不宜长期使用腹带。

### 衣着要厚薄适中

产后因抵抗力有所下降，新妈妈衣着应根据季节变化注意增减。天热就不一定要穿长袖衣、长裤，不要怕暴露肢体。如觉肢体怕风，可穿长袖衣。但夏季应注意防止长痱子或引起中暑。即使在冬天，只要屋内不漏风，新妈妈也不要包头或戴帽子。冬天的被褥要适当加厚些，要勤晒，以便温暖、舒适，利于杀菌和松软。

### 佩戴合适的胸罩

新妈妈在哺乳期应佩戴合适的窗式结构的棉制吸水胸罩，以起到支托乳房、方便哺乳的作用。

### 衣着要常换、勤洗、勤晒

特别是贴身内衣更应该常换洗。短裤在产后 10 天内最好一天一换，内衣也要两天一换，以保持卫生，防止污染。

### 鞋子宜软

新妈妈以穿布鞋为佳，勿穿硬底鞋，更不要穿高跟鞋，以防产后足底、足跟痛，或下腹酸痛。此外，还要注意足部保暖，尤其是在冬季，即使是在室内活动，一定要穿柔软的棉拖鞋，最好是带脚后跟的，不要穿无后跟拖鞋。更不要赤脚，以免受凉感冒。

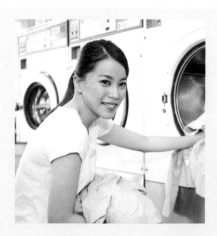
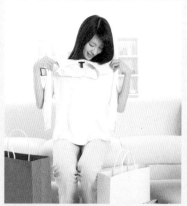
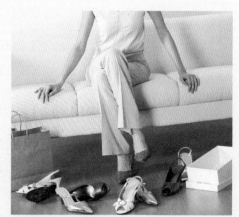

## 金牌月嫂经验分享

　　新妈妈的衣着、被褥应随着四时气候变化而进行相应的增减调配。以宽大、柔软、舒适、清洁、温暖适度为原则。

　　夏天新妈妈的衣着、被褥皆不宜过厚，穿着棉布单衣、单裤、单袜，避风即可。被褥须用棉毛制品，才能吸汗、去暑湿，总之以不冷不热为好。若汗湿衣衫，应及时更换，以防受湿，这就是养生家所说的"时当暑，必将理以凉"的方法。

　　冬天新妈妈的床铺、衣着均须柔和，床上厚铺垫褥，被盖宜软而轻，衣着宜穿棉衣、羽绒之类，脚着厚棉线袜、羊绒袜。背胸和下体尤须保暖。

　　春秋季节新妈妈衣着被褥较平常人稍厚，以无热感为好，宜穿薄棉线袜。

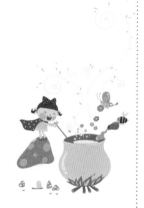

# 新妈妈怎样选择哺乳文胸

新妈妈可以换上专门的哺乳文胸，除了能让哺乳变得更为方便外，还能对乳房起到很好的保护作用。

◎ 罩杯的角度要明显上扬且有深度，最好是4/4全罩杯，面料是薄且有弹性的纯棉针织。

◎ 胸罩扣在前面，或是罩杯可打开，这样有利哺乳。

◎ 罩杯的底边有钢丝托衬，可给乳房一个向上的托起力，钢托要用纯棉织物包裹。

◎ 肩带的方向应垂直，宽一些，这样不会因丰满的乳房造成肩部酸痛。

◎ 罩杯的下方底边要宽，面料是有弹性的棉加莱卡。

◎ 型号要选择稍大点的，这样腋下及后背部就不会形成扎肉型的凹沟。

◎ 颜色选择本白色，因为纯白色含有漂白剂会使皮肤产生不适。

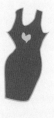

## 新妈妈如何进行户外活动

分娩顺利的新妈妈为了促使身体早日复原，产后6～12小时就可以自己到厕所排便，并在室内行走、活动，但应以不疲劳为度。

满月后如果天气晴朗，可到户外活动。在户外呼吸新鲜空气，晒晒太阳，会使精神愉快，心情舒畅。天气不好如刮风或下雨，就不要出去。应该注意的是不要着凉、不要吹风或过度疲劳，要量力而行，开始每天出屋1～2次，每次10～15分钟，最多不超过半小时，可以根据身体的情况逐渐增加运动量。

## 新妈妈应注意眼睛的保养

有的新妈妈在月子里喜欢一边给宝宝哺乳，一边看电视。电视的普及，使家人接收到低剂量的放射性污染。对于产后哺乳的新妈妈和婴儿，假如长期受到来自电视机产生的电磁辐射，对母子身体不利。

新妈妈如果在身体尚未康复时即长时间看电视，容易产生双眼疲劳、视觉模糊。且产后妇女身体虚弱，供血不足，易发生屈光不正等眼病。眼部肌肉如果长期处于紧张状态，因调节过度就会出现头痛、胸闷、恶心、眼睛胀痛、畏光等症状。

新妈妈应当减少看电视的时间，尤其是分娩后的1周内最好不看电视。1周后每天最多可看半小时，随着身体不断地康复，在以后的月子里每天可逐渐延长

至1小时。这样安排有利于调节生活，又不会影响身体的康复，避免眼疾的发生。

十月怀胎及分娩的劳累，加之产后哺乳，确实使新妈妈很辛苦。所以此期间应以休息、活动和增加营养为主。产后1周，是使分娩时的疲劳慢慢得到恢复的重要时期。过了1周，有空闲的时间，最好半坐起来，可以一目十行地、粗略地看一下大标题，不能像孕前那样看书。3周以后，可以短时间看一会儿书籍。但不能长时间、过累，不要躺着或侧卧着阅读，以免影响视力。光线不要太强或太暗，亮度要适中，并且不要看惊险或带有刺激性的书籍，以免造成精神紧张。

### 金牌月嫂经验分享

坐月子期间最好不要使用手机、电脑，特别是在光线比较暗的环境下，因为这类电子产品的屏幕比较刺眼，长时间注视会伤害眼睛，产后新妈妈一定要经常闭目养神，让眼睛得到充分的休息。

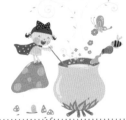

## 月子里注意双脚保暖

月子里要注意脚部的保暖，脚部穴位较多，尤其是脚底的涌泉穴，是足少阴肾经的源头，而肾最怕寒凉，因此要想保持肾脏健康，就要做好双脚的保暖工作。月子里，如果在冬天和春天寒气较重的时候，新妈妈下床活动，应穿上袜子，这样有助于防风防寒；如果是在夏天，可以不穿袜子，直接穿柔软的能包住脚跟的布拖鞋即可，注意一定不要让光脚暴露在风下，更不要光脚在地板上走。另外，最好能经常用温热水洗脚，这样不仅有利于卫生，还有助于保持体内血脉畅通，使新妈妈更舒适，但洗脚水一定不能过凉。

## 坐月子期间怎样刷牙

民间传说新妈妈在坐月子时，不能刷牙、漱口，认为刷牙会造成将来得牙痛病，并会造成牙齿松动、脱落。其实，这种说法毫无科学根据，如果月子里不坚持刷牙、漱口，会给母婴健康带来危害。

在健康人的口腔内，寄生细菌的种类和数量很惊人，常见的细菌有乳酸杆菌、链球菌、白色念珠菌。新妈妈的肌体抵抗力较正常人低下，需经过一段时间方可复原，这种状态使口腔及肌体内其他部位的细菌或病毒得以生长繁殖，易导致感染。

新妈妈由于分娩后需要补充营养，因而食物比平时吃得多，食物及残渣在牙缝和口腔内残留的机会较多，更会促进细菌或病毒的生长繁殖。这样牙齿就可能被腐蚀、虫蛀，造成牙龈炎、牙周炎、龋齿等口腔疾病。所以，新妈妈应该从产后的第一天开始就要刷牙、漱口。

新妈妈刷牙最好选用三排毛牙刷，这种牙刷头小、刷毛质地柔软、轻便灵活，使用时不会伤害牙龈。牙膏要选择刺激性小的普通牙膏，如无口腔疾病，一般不宜选用药物牙膏。为避免冷水刺激，新妈妈应当用温水刷牙、漱口。刷牙时动作要轻柔，宜采用"竖刷法"。每次进食后都要漱口，以保持口腔卫生，减少母子之间的感染。

漱口方法有盐漱、含漱、药液漱。盐漱是指每天早晨把约3克盐，放进口中，用温水含之，使盐慢慢溶化，并冲洗牙齿。这样做可以使牙齿清洁牢固，避免松动。含漱是指每次饭后，用温水漱口几遍，清除口腔中的食物残渣。药液漱是指将中草药水煎或水浸泡后，用药液漱口。用药液漱口要根据新妈妈的不同需求，有选择地使用。

如产后患风火牙痛，舌苔白腻、不思饮食者，宜选用白芷6克，甘草3克，以沸水浸泡或微煎，待稍温后，去渣含漱，此药液有祛风止痛、健胃、防风寒的功效。又如陈皮6克（鲜者倍量），细辛1克，用沸水浸泡，待稍温，去渣含漱，能治口臭、牙龈肿痛。

## 金牌月嫂经验分享

中医主张产后 3 天内宜用"指刷"，方法是：将食指洗净，或用干净纱布裹缠住食指，再将牙膏挤于指上，犹如使用牙刷样来回上下揩拭，然后用食指按摩牙龈数遍。指刷有活血通络、牢固牙齿的作用，长期使用指刷，能治疗牙龈炎、牙龈出血、牙齿松动等症状。新妈妈素有牙疾者，应当多以指刷为佳。

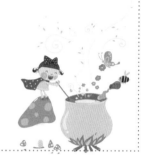

## 月子里能不能洗头和洗澡

我国旧时坐月子习惯，是生宝宝不清理个人卫生，因此发生产褥热的很多。造成产褥热的主要原因是产前或产时不消毒、不卫生及产后不注意清洁，细菌进入子宫引起感染所致。对于发生的各种高热或急病，传统观念都认为是新妈妈"受风"所致。所以，就出现了产褥期不能洗澡、不能洗头的说法，怕因此受风受凉留下病根，实际上这种认识不科学。

产后特别是头几天汗腺很活跃，容易大量出汗，乳房胀还要淌溢奶水，下身还有恶露，新妈妈全身发黏，几种气味混在一起，身上的卫生状况很差，极容易致病。这就要求新妈妈比平常更需要注意卫生，要多洗澡、洗头、洗脚。从科学道理上讲，产后完全可以洗澡、洗头、洗脚。只有及时洗澡、洗头、洗脚，才可使新妈妈身体清洁，促进全身血液循环，加速新陈代谢，保持汗腺孔通畅，有利于体内代谢产物由汗液排出，还可以调节自主神经，恢复体力，解除肌肉和精神疲劳。

## 金牌月嫂经验分享

产后洗澡要注意一些事项，如正常分娩 24 小时后，如果身体恢复得好，即可擦洗；产后 1 周可以淋浴，但不能洗盆池浴，以免洗澡用过的脏水灌入生殖道而引起感染；洗澡时水温要保持在 37℃左右，室温在 25℃，洗澡时间 5 ~ 10 分钟即可。剖宫产和会阴侧切的新妈妈，在伤口还没愈合前，不能淋浴；擦浴时也要防止脏水污染伤口。浴后要立即擦干身体，穿好衣服，防止受凉。

## 月子里梳头会导致脱发吗

我国传统习惯认为坐月子不可以梳头，说梳头会出现头痛、脱发，甚至留下"头痛根"，主张 1 个月内不梳头。

实际上，梳头与坐月子里的病状没有直接关系。医生认为，坐月子期间完全可以照常梳头。梳头不仅是美容的需要，其作用可分为两个方面：一方面梳头可去掉头发中的灰尘、污垢，可以使头发清洁，起到卫生的作用；二是通过木梳刺激头皮，可振奋人的精神，使人心情舒畅，促进头皮血液循环，以满足头发生长所需的营养物质，防止脱发、早白、发丝断裂、分叉等。因此，产后梳头有益而无害。

● ● ● ●
### 金牌月嫂经验分享

新妈妈不要用新梳子梳头，因为新梳子的刺比较尖，不小心会刺痛头皮。最好用牛角梳，可起到保健作用。梳头应早晚进行，不要等到头发很乱，甚至打结了才梳，这样容易损伤头发和头皮。

## 新妈妈怕风吗

不少人以为新妈妈怕风，认为风是"产后风"（指产褥热）的祸首，因此将新妈妈房间的门窗紧闭，床头挂帘，新妈妈则裹头扎腿，严防风袭。

其实，产褥热是产妇生殖器官受致病菌感染所致的产后发热，多是由于消毒不严格的产前检查或产妇不注意产褥卫生的结果。如果室内卫生环境差，空气混浊，反而更容易使产妇、婴儿患上呼吸道感染而发热。如果夏日里门窗紧闭，裹头扎腿，还会引起产妇中暑，实不可取。

## 产后如何护理乳房

一般新妈妈产后 2 ~ 3 天会感到乳房发胀，并可挤出少量乳汁，这是正常的生理变化。为了减少哺乳新妈妈的乳房胀痛和尽快下奶，可采取如下措施护理乳房：

### 不要喝过多肉汤

在产后一周内，不要喝过多的肉汤，以免乳房过于胀痛不适。此时最好用合适的乳罩悬托乳房，以利于血液循环，使疼痛减轻。

### 经常按摩乳房

如果发现乳房胀痛，而且不断加重，可能是由于刚刚开始下奶，乳腺管不通畅所致。为疏通乳腺管可以采用手法按摩。按摩的方法是：由乳房的四周，向乳头的方向轻轻按摩，一天 2 ～ 3 次，并可让婴儿吸吮乳头或用吸乳器将乳汁吸出，使乳腺管通畅。乳汁排出后，即可避免乳汁淤积，乳房胀痛也会明显减轻。

## 哺乳前要注意清洁卫生

新妈妈在产后即可给婴儿喂初乳，10 天后，乳房由发胀分泌少量初乳，经过过渡乳转为成熟乳。在婴儿尚未吸吮乳头之前，新妈妈要用热水和软毛巾把乳房清洗干净。以后每次喂乳之前都要将乳头、乳晕用温开水洗净、擦干。新妈妈必须洗手后才能给宝宝喂奶。喂奶后也应再清洗乳头，也可挤出几滴奶汁涂抹在乳头上，并使其自然干燥。这些卫生措施有利于乳房保健。

## 佩戴适合的乳罩

哺乳期应戴上大小合适的乳罩，以支撑胀大的乳房，这对新妈妈乳房保健、便于哺乳和保持体形美均很必要。

## 注意乳房卫生

要经常保持乳头清洁，勤换内衣。喂奶时要左右乳房交替轮换，防止婴儿偏吃造成双侧乳房不对称。每侧喂奶时间一般要掌握在 15 ～ 20 分钟。两侧 30 ～ 40 分钟，因为遗传因素影响，有的产妇奶水比较多，可能 20 分钟小宝宝就能吃饱，因此吃奶时间有个体差异。吸不完的乳汁要挤干净，或用吸乳器吸净，防止乳汁淤积。喂完奶后，还要用手顺乳腺管的方向按摩乳房。

## 坚持正常的睡姿

哺乳期妈妈乳房奶胀，睡眠时要注意两点：一是不要俯卧睡眠，以免压迫乳房；二是不要老是朝一个方向侧卧，要左右侧卧轮流进行，避免一侧乳房受压过久。

## 预防乳腺炎

急性乳腺炎是产后常见的乳房疾病之一，防止乳腺炎的发生是哺乳期乳房保健的首要内容。乳汁淤积是发病的主要原因，乳头破损致使细菌沿淋巴管入侵是感染的主要途径。提倡哺乳期卫生，防止乳汁淤积和乳头皲裂，可避免乳腺炎的发生。

### 金牌月嫂经验分享

最好用温开水清洗乳房，不用香皂。如果迫不得已需要用香皂或乙醇清洗消毒，则必须注意尽快用清水冲洗干净。

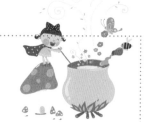

# 夏天坐月子要注意什么

中医认为，妇女产后百脉空虚，不耐邪侵，尤怕受风着凉或引起产褥热。而夏季天气炎热，如果一味强调"避风"，新妈妈常常遍身起痱子、湿疹，有时还会引起中暑、昏迷和生殖道感染，反而影响新妈妈的康复。

那么，新妈妈应如何度过炎热的夏天呢？新妈妈可从以下几方面考虑：

### 充分的休息

新妈妈在产褥期内必须有充分的休息时间，由于夏季室内气温较高，不利于新妈妈休息，所以调节房间的温度便是当务之急。一般而言，新妈妈休息的房间不要紧闭门窗，尽可能保持自然通风的状态。当气温超过30℃时，新妈妈可以使用电风扇，但风扇不能直接对着吹；当室温超过33℃时，可使用空调降温，但要注意室温不可降得太低，以28℃为宜。

### 合理的营养

夏季暑热，正常人的食欲也会减少，新妈妈更容易缺乏食欲。新妈妈要恢复分娩过程中的体力消耗，必须要有足够的热能摄入和各种营养素的供给。所以，一些滋补品（如鲫鱼汤、猪蹄汤、鸡汤等）绝不可缺少，一次滋补分量不要太多，每天除正常的一日三餐之外，

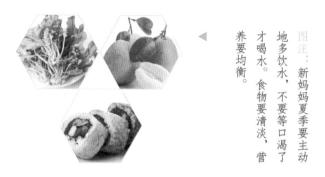

图注：新妈妈夏季要主动地多饮水，不要等口渴了才喝水。食物要清淡，营养要均衡。

可另行加餐2～3次。食物要做得清淡些，不可多吃刺激性食物（如酒、辛辣食品等）；可适当吃一些水分多的水果；新妈妈夏季要主动地多饮水，不要等口渴了才喝水。

### 良好的卫生

新妈妈的良好卫生主要表现在三个方面。第一是个人卫生，要破除产后不刷牙、不洗手、不梳头等旧风俗，早晚要刷牙，饭前便后要洗手。夏季炎热，新妈妈出汗多，要多沐浴、勤换衣，但应淋浴，避免坐浴引起生殖器感染。第二是食品卫生，这主要是因为夏季食品容易腐败变质，所以新妈妈不能食用久置的食品（即使使用冰箱，食品贮存时间也不宜太长），更不能吃被蚊蝇叮过的食品（如蛋、肉）。第三是居住环境的卫生，房间要勤打扫，勤消毒，勤灭蚊虫，开窗通风，保持空气的清洁卫生，尽可能避免病毒和细菌的感染。同时，新妈妈居住的房间要尽可能保持安静，避免过分吵闹和过多的探视。

## 冬天坐月子的保健要点

冬季"坐月子"的重点是要保暖。室内温度以 22 ~ 28℃为宜，切忌忽高忽低。在没有暖气的南方，可以采用空调和电暖气等设备来保持室内温度；而对于气候干燥的北方来说，保持室内适宜的湿度也非常重要。一般来说，室内湿度以 45% ~ 60% 为宜。

除了温度和湿度要适宜，还要保持室内的空气清新。每天保证开窗换气 2 次（上午、下午各一次），每次 15 ~ 20 分钟。换气时，先将新妈妈和小宝宝转移到另一个房间。通风换气后，待该房间恢复到适宜温度后，再让新妈妈和小宝宝回来。

冬天坐月子时新妈妈还要严禁直吹风，严禁接触冷水，否则关节容易受到风、寒、湿的入侵而落下月子病。

另外，新妈妈在冬季坐月子时，饮食也格外重要。新妈妈可适当多吃高热量、高蛋白质、高维生素的食物，如鸡蛋、肉类、豆类、牛奶、新鲜蔬菜和水果等。

## 高龄新妈妈坐月子须知

随着二胎政策的放开，35 岁以后做妈妈的并不少见。但是，高龄新妈妈生产过后，身子更弱，身体恢复要比适龄新妈妈慢很多，须更加精心地调理。

◎产后所吃食物和其他新妈妈一样，但更应吃些补血、补钙的食物，产后前两周不宜大补，应以温补为主，第三周起开始大补，但不能吃红参等大补之物，以防虚不受补。比较适合的是桂圆、乌鸡等温补之物。此外，要补充蛋白质。蛋白质可以促进伤口愈合，牛奶、鸡蛋等动物蛋白和黄豆等植物蛋白都应该适当食用。

◎不能过于劳累，但切记也不能躺在床上不动，应适量地下地走动，这样更利于恶露的排出和子宫快速恢复。

◎由于高龄新妈妈体质偏差，阴道自净能力和免疫力降低，容易导致各种妇科疾病的产生，给高龄新妈妈带来很大的烦恼，所以要注意保持会阴的清洁，或者用专门的按摩来恢复阴道的弹性，以加强高龄新妈妈子宫的恢复能力。

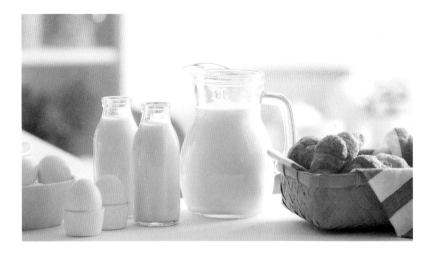

◎从临床上来看，新妈妈年龄越大，产后抑郁症的发病率越高，这可能与产后体内激素变化有关，如常常莫名哭泣、情绪低落等，这时家人一定要多加安慰，安抚新妈妈的情绪。

◎高龄新妈妈更容易发生妊娠高血压、妊娠糖尿病、产后贫血等，所以产后需观察血压、血糖、血红蛋白的变化。

### 金牌月嫂经验分享

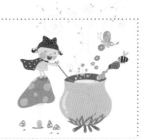

高龄新妈妈中大多数是剖宫产，手术后的第一天一定要卧床休息。在手术6小时后，应该多翻身，这样可以促进瘀血的下排，同时减少感染，防止发生盆腔静脉血栓和下肢静脉血栓。

## 月子里如何招待来访者

新妈妈分娩是一件喜事，会有很多亲朋好友到医院探望新妈妈。探望新妈妈会给新妈妈带来欣慰，有利于精神恢复，但是也可能给新妈妈带来不利的因素。

如果探望的人太多、时间太长，会影响新妈妈休息，尤其是会给剖宫产的新妈妈带来疲劳。因此，医院对家人探望新妈妈都有明确规定，其目的是为了让家人照顾新妈妈，进行必要的护理；也是为了让新妈妈有适当的休息时间养好身体，恢复健康。特别是对分娩后不久，经过辛苦劳累的新妈妈以及新生儿更需要休息。一些亲朋的探望最好安排在分娩10天以后，待新妈妈出院回家时探望。

新妈妈刚刚分娩后，抵抗力很弱，婴儿也是十分娇嫩的。婴儿从依赖母亲胚胎生活，到出生后的独立生活，需要一个适应过程，对外界的反应能力与抵抗力较差，很容易得病。如果探望的人太多、声音嘈杂、病室环境条件有限，加上新妈妈不太愿意开窗通风，这样势必造成室内空气污浊。若患有感冒等病的亲友进入休养室内看婴儿，那么细菌和病毒将会传染给新妈妈和婴儿，影响母婴健康。

因此，为了避免与减少疾病的发生，为了母婴两代人的健康与安全，必须控制亲朋好友以及家人到医院探望。家人为了照料和护理新妈妈，也必须注意卫生，应先用消毒水清洗双手，必要时戴上口罩方可进入母婴室。

# 产后丈夫应该怎样做

分娩后，新妈妈身体和心理都发生很大变化，丈夫应对这些变化要有足够的了解，尽自己最大努力使妻子身心得到放松。那么，丈夫应该做些什么呢？

### 注意夫妻间情感的交流

很多夫妻因为有了宝宝以后生活变得忙乱，从而忽略了情感交流，时间长了两个人之间就会变得陌生，没有共同语言，进而导致感情的裂痕。其实，丈夫的一句温暖、体贴的话语有时候比什么都重要。

### 给妻子创造一个清洁舒适的环境

因宝宝的到来而添置的儿童床、婴儿车、学步车以及各种玩具，家几乎变成了仓库。因此，无论如何也要把家整理得干净利索。丈夫应该在早晨起床后，立即打开门窗通风透气，使妻子有一个良好的心情。新妈妈在月子里经常出汗，换下了很多衣服，再加上宝宝的脏衣服，丈夫一定记住当天就洗出来，待洗的衣物不要放在卧室里。

### 不要在宝宝的问题上埋怨妻子

因为每个妈妈都会努力地尽母亲的责任，即使出现什么差错，那也是疏忽或经验不足造成的，所以这时应给妻子安慰，而不是埋怨。

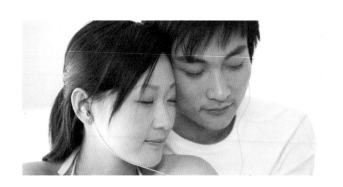

# 产后运动应循序渐进

分娩是一个痛苦的过程，使产妇的体力消耗很大。分娩后的产妇需要充分的休息时间，充分休息后，适当的下床活动也是需要的。

如果是顺产，可在 6 ～ 12 小时起床稍活动，会阴侧切的产妇，可稍晚些下床，剖宫产的产妇应绝对卧床，6 小时禁食水，6 小时后可适当床上翻身，绝对卧床 24 小时，第 2 天可在床上活动，第 3 天在床边或房内走走，第 4 天后逐渐加大活动范围和时间，拆线后（手术后 7 天拆线）可做产后操、缩肛活动等。不过活动量宜逐渐增加。半个月后就可以做一些轻便的家务，如擦桌子、收拾房间等，这有利于增加食欲、减少大小便的困难。较重的劳动，如洗衣服、提水、抬重物等暂时不能做，要避免因劳累而出现子宫脱垂。

一般在分娩 6 ～ 8 周后，可到医院做产后检查，包括全身检查及生殖器官复原、伤口愈合情况、盆底托力检查等，正常者方可以参加劳动。

# 产后如何进行体操锻炼

分娩以后，新妈妈腹壁（肚皮）很松弛，为了帮助恢复、增进健康，新妈妈可以每天做几分钟健康体操。体操锻炼的重要性并不亚于营养。有资料表明，产后健康体操可以使气血畅通，加强腹壁肌肉和盆底支持组织的力量，有利于产后恢复和保持健美的体形。

产后体操从分娩后 24 小时即可开始。每日清晨起床前和晚上临睡前，每次 15 分钟左右。具体的产后保健体操做法如下：

### 呼吸运动

仰卧在床，双脚平放床上，两腿并拢，屈膝，深吸气，然后收缩腹部肌肉，呼气，稍停放松。重复 4 次，每天两回。可加强腹部肌肉的力量。

### 足部运动

仰卧，双腿并膝伸直，做屈伸足趾运动，然后以踝部为轴心，两脚做旋内旋外活动。收缩腿部肌肉，将双膝向床面下压，重复 4 次，每天两回。可加强腿部肌肉的力量。

### 提肛运动

仰卧，屈膝，双脚并拢。收缩肛门，如控制排便样，重复 3 ~ 4 次，每天做两回。如果会阴疼痛，可减至 1 ~ 2 次，或推迟一天做。有利于会阴部及阴道肌肉张力的恢复。

### 舒展运动

俯卧，在头部、腹部和小腿下垫枕头。采用此种姿势放松休息 30 分钟。可使全身肌肉放松。

### 腹背运动

保持"呼吸运动"中的姿势，收缩腹部肌肉，两臂伸直，两手触碰双膝，保持数秒钟，然后放松。重复 3 ~ 4 次，每天两回。可增强腹肌力量，消除臀部、腿部的脂肪。

### 下肢运动

仰卧，双腿伸直，左下肢平举，大腿与身体成 90° 角。然后屈膝，使小腿与大腿成 90° 角，再伸直放下，交换右下肢。重复数次，每天两回。有利于下肢肌肉力量的恢复和腿部脂肪的消除。

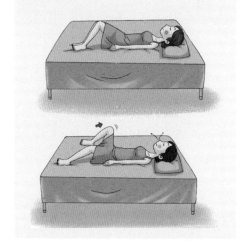

## 新妈妈体操锻炼须知

新妈妈在进行体操锻炼时，应注意如下三条：

1. 不宜做体操锻炼的新妈妈。凡有下列情况的新妈妈不宜做体操锻炼，即新妈妈体虚、发热者；血压持续升高者；有较严重的心、肝、肺、肾疾病者；贫血及有其他产后并发症者；做剖宫产手术者；会阴严重撕裂者；产褥热者。

2. 做产后体操时，应注意如下细则：要循序渐进，从轻微动作开始，逐渐加大运动量；吃完饭后不宜立即做操；做操之前要排空大小便；剖宫产者拆线后在医生同意下方能做操；会阴切开或有裂伤的新妈妈，在伤口恢复后应在医生同意下方能做操；要量力而行，以不过度疲劳为限；室内温度适宜，空气新鲜，心情要愉快，以良好的心态做操。

3. 在进行产后健身运动时，如果出现恶露增多或疼痛明显，一定要暂停运动，等身体恢复正常后再开始。

## 新妈妈要重视产后检查

分娩以后，很多新妈妈都把重心转移到了新出生的宝宝身上，对自己的身体也没有怀孕期间那么注意了。

专家提醒新妈妈，在分娩后也要注意自己的身体，及时进行必要的产后检查，使身体尽快恢复。

医生指出，新妈妈怀孕时往往对产前检查十分重视，而产后检查往往被忽视，认为只要宝宝顺利生下来就万事大吉了。其实产后检查也是十分重要的，它能及时发现多种疾病，还能避免患病新妈妈对婴儿健康造成影响，同时还能帮助新妈妈及时采取合适的避孕措施。产后检查对妊娠期间有严重并发症者尤为重要。

## 产后健康检查的内容

新妈妈出院时，医护人员往往会一再叮嘱：产后42天务必到医院做一次全面的母婴健康检查。对新妈妈来说，比较侧重生殖器官方面的检查，尤其是子宫的复旧情况及会阴伤口的恢复。

### 询问病史及产后情况

◎ 询问新妈妈病史，包括妊娠期间和分娩时的情况。例如，是否有妊娠合并症和并发症；是否做过手术，做的是哪种手术。如果有需要产后继续治疗的疾病，医生会告知用药种类和用药方法等。

◎ 询问产后情况。包括产后伤口愈合情况；产后血露持续多长时间，恶露颜色、气味怎样；新生儿喂养情况，如采用哪种喂养方式，是纯母乳喂养、纯人工喂养还是混合喂养等。对于哺乳的妈妈，还会被问到乳汁量及乳房情况。

## 常规检查

◎ 有高血压病史的新妈妈要测量血压。成年人的正常血压应该是 90 ～ 140/60 ～ 90 毫米汞柱（1 毫米汞柱 =0.133 千帕）。女性在怀孕后血压和以前不大一样，有些妈妈还伴有妊娠高血压。到了产后，血压一般都会恢复到孕前水平。如果血压尚未恢复正常，应该及时查明原因，对症治疗。

◎ 患妊娠中毒与自我感觉小便不适的新妈妈，应做尿常规检查。一是看妊娠中毒是否已经恢复正常，另外还可检查出小便不适是否存在尿路感染的情况等。

◎ 有些新妈妈需要做血常规检查。妊娠合并贫血及产后出血的新妈妈，要复查血常规。如有贫血，应及时治疗；如果新妈妈出现高热等症状，也需要进行血常规的检查，以便确定身体是否有炎症。

◎ 有肝病、心脏病、肾炎、肺部疾病等产后合并症的妈妈，应到内科再检查心肺及肝肾功能。

◎ 患有妊娠期糖尿病的妈妈，产后应检查血糖。

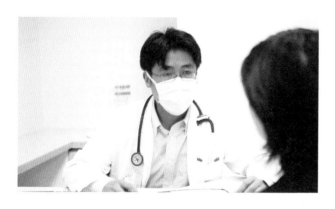

## 生殖器官及乳房的检查

这是产后新妈妈检查的重点项目，主要了解新妈妈产后康复情况。其主要内容包括：

◎ 了解会阴裂伤伤口、会阴切开术切口的愈合情况，一般如果存在伤口愈合不良的情况，往往在产后几天就可以发现了。

◎ 阴道分泌物的量、色、味及清洁度检查。此时，一般新妈妈恶露多会干净，如果此时还有血性分泌物，颜色暗且量大，或有臭味，则表明存在子宫复旧不良或子宫内膜有炎症的情况。如果怀疑有特殊病原体感染，医生一般会让新妈妈做相应的真菌、滴虫检查等。

◎ 子宫及附件的检查。宫颈有无糜烂及出血情况，如存在宫颈糜烂，可在 3 ～ 4 个月后进行复查及治疗；子宫位置、大小、质地、活动度，是否有压痛、有无脱垂，如子宫位置靠后，可采取侧卧位、膝胸卧位的练习来帮助子宫位置恢复；附件区域有无增厚、包块和压痛。

◎ 分娩时如果采取了剖宫产手术，要查看腹部皮肤切口愈合的情况及周边组织是否有增厚和压痛。

◎ 对于产后哺乳的妈妈，医生还要检查双侧乳房是否存在红肿、硬结、包块、压痛以及乳头皮肤是否有皲裂等情况。

另外，产后 42 天除了对新妈妈进行检查外，同时还要对小宝宝进行体检。

### 🧒 小宝宝的体检

◎ 医生会向新妈妈询问宝宝的喂养、睡眠、排便等情况。

◎ 一般情况下，医生会为宝宝测量身长，给宝宝称体重，为宝宝进行心肺听诊及腹部触诊，还会查看脐部愈合及髋关节发育情况。

◎ 有时，医生还会对宝宝进行一些行为能力方面的测评，但这并不是常规检查的项目内容，家长可以自由选择。

◎ 医生会根据对宝宝的检查结果，对新妈妈进行一些喂养、护理及早教等方面的指导。

● ● ● ●

## 金牌月嫂经验分享

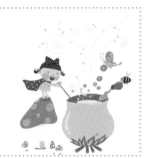

说是产后 42 天检查，但也不是说必须在产后 42 天当天去检查。如果遇到天气原因、家庭原因或其他原因等无法在产后 42 天去医院检查，也可适当调整一下时间，一般认为，产后检查应在产后 42 ~ 56 天这段时间内。注意不要拖延太久，以便有问题早发现早治疗。

## 产后多久可以恢复性生活

产后，新妈妈的宫颈口全部张开，需要较长时间才能慢慢闭合。如果在宫颈口尚未闭合时，就开始性生活，新妈妈的子宫完全开放，得不到任何保障，性生活中带入的细菌就会长驱直入新妈妈的子宫，感染子宫使子宫内膜、输卵管等发炎，严重影响新妈妈的健康。

一般来说，由于宫颈口会在产后 6 周恢复闭合状态，宫颈、盆腔和阴道的伤口在此时也基本愈合，所以新妈妈和新爸爸可以在产后 6 周开始性生活。但是大部分新妈妈 1 个月之内不会有性欲。大约 2 个月后，夫妇两人的性欲会提升到同一水准。

所以，不管新妈妈恢复得早还是晚，新爸爸都要表示理解，慢慢地培养二人之间的亲密感觉，慢慢恢复性生活。尤其是在最初恢复性生活时，新妈妈容易紧张和疲劳，需要新爸爸给予更多的照顾。

## 哺乳期避孕安全系数低

有人认为，产后不来月经，不会怀孕，无须采取避孕措施。这种认识不全面。因为产后卵巢排卵功能恢复的时间因人而异，一般来说，如果产后不哺乳，月经常在产后 28 ～ 42 天来潮，有的 3 个月左右恢复月经。产后第一次月经大多数比平时量多，多无排卵，不哺乳的少数人，也偶有排卵。绝大多数妇女在经历了产后 2 ～ 3 个月经周期后，卵巢功能完全恢复正常，月经量也恢复正常，且有排卵。

哺乳期虽然不来月经，但仍然有排卵，故有的新妈妈在哺乳期同样可以怀孕。有的新妈妈，当卵巢刚恢复排卵功能——第一次排卵时，排出的卵细胞很快遇到精子，变成受精卵。这说明，所谓坐月子的哺乳期是"安全期"的说法是错误的，哺乳妇女不论是否已经恢复月经都具有受孕的机会，因此哺乳期妇女在恢复性生活后，一定要避孕，以免造成不必要的麻烦。

哺乳期受孕对新妈妈健康十分不利，分娩的创伤还未全面恢复，又要怀孕或做流产术，当然是痛苦而又损坏身体的事。尤其是带有瘢痕的子宫（剖宫产术后子宫瘢痕），不光对子宫复原有影响，且新妈妈承担哺乳和养胎的双重任务，势必导致营养不良、贫血的后果。因此，千万不可疏忽大意，哺乳期必须采取避孕措施。在哺乳期不要抱有侥幸心理，一定要坚持避孕。

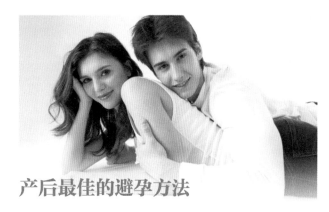

## 产后最佳的避孕方法

正常阴道分娩的妇女，产后 3 个月可以放宫内节能器。如果产后 3 个月来过月经，可在月经干净后 3 ～ 7 天放宫内节育器。如果产后 3 个月仍未来月经，或哺乳期闭经，这时就要在排除怀孕之后再放宫内节育器。须到医院检查子宫大小，做尿妊娠试验，排除早孕后，方可放宫内节育器。

如果产后有恶露不绝、子宫出血、产褥感染等不正常情况，要等待疾病痊愈后再考虑放宫内节育器。如果是剖宫产，放宫内节育器时间应当在手术后半年进行。在放宫内节育器前可采用阴茎套避孕法。

哺乳期子宫腔较小，宫壁也薄，应由医生测量子宫，选用大小合适的宫内节育器。等到停止哺乳时，子宫恢复正常后，还需要更换一个适合的宫内节育器。

不宜放置宫内节育器的妇女，如果产前用过阴道隔膜并想继续使用时，要请医生重新配号，因为生过宝宝后，阴道比怀孕前松弛，一般需要采用大一号的阴道隔膜。

## 产后阴道松弛怎么办

女性生产时阴道通常都会受到不同程度的拉扯，松弛的阴道使性生活的质量大打折扣。阴道的极度扩张导致性交时摩擦力减弱，对阴茎的"紧握"力下降，夫妻双方的性快感都会降低，严重时还会导致夫妻间感情淡漠。

改善阴道松弛就要使它周围的肌肉紧致起来，新妈妈可以在小便时有意憋住。在小便中途暂停几秒钟，之后再继续排尿，可以显著提高阴道周围肌肉的张力。经过一段时间的反复锻炼后，就可以提高阴道的紧缩力了。

还有一种方法很简单，随时随地都可以进行锻炼。双腿站开，紧绷臀部两侧的肌肉，使之向内靠拢，膝部外转，然后收缩肛门括约肌，简单的类似憋尿的动作，每天坚持 10 分钟就能有良好的效果。

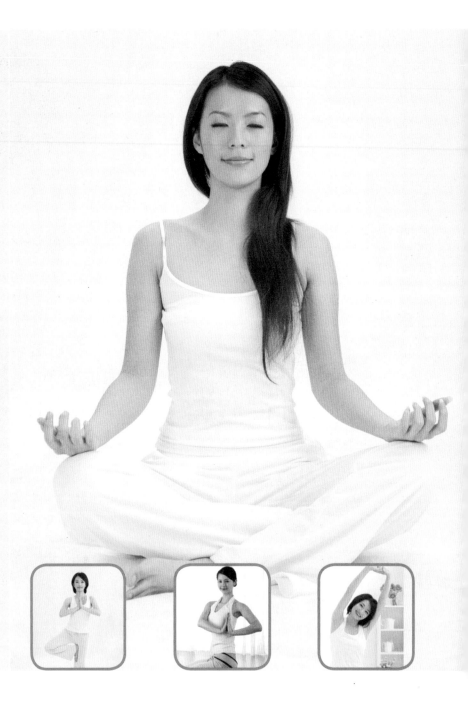

# 产后心理健康调适

## 新妈妈产后心理的变化

新妈妈经过十月怀胎，一朝分娩后，整个身心发生较大变化。

产后体重减轻，腹部恢复平坦，但不会有轻松的感觉，仍会感到特别劳累，因为宝宝夜晚经常哭闹。如果亲自哺乳，还会感到整天被宝宝纠缠，特别烦躁。如果是人工喂养，更会被宝宝一天数次的吃、喝折磨得疲惫不堪。

由于长期抱宝宝，新妈妈会感到背痛或其他部位的疼痛，常会出现产后心理适应不良、睡眠不足、照料宝宝过于疲劳等情况。

新妈妈时常会感觉没有人关心自己，孤独、失望、委屈，经常无缘无故地流眼泪。

许多新妈妈产后会认为自己体态臃肿而失去魅力。如果正处在哺乳期，乳头胀痛，奶水向外渗，很难感到性交的快乐，缺乏对性的欲望。有时会感到受挫、迷茫和无助，情绪低落，郁闷不乐。这是因为产后体内的雌激素和孕激素水平下降，与情绪波动有关的儿茶酚胺分泌减少，体内的内分泌调节处在不平衡状态，使新妈妈心绪和感情非常敏感，情绪容易波动。

## 产后情绪低落怎么办

新妈妈情绪的好坏与身体健康密切相关。在月子里，新妈妈必须注意养神。中医认为，异常的精神状态，不但是精神疾病的直接发病原因，而且也是其他疾病的诱发原因。良好的精神状态，有利于疾病的治疗和康复。新妈妈如果在产后不注意精神调养，或愤怒，或惊恐，或悲哀就会影响身体的复原，所以新妈妈在月子里必须保持精神卫生，心情愉快。

新妈妈分娩后由于体内激素水平显著下降，往往带来情绪的波动，常在生产后 3 ~ 10 天，从医院回家以后，开始面对现实生活，有的新妈妈会莫名其妙地出现伤感情绪，总是不由自主地掉眼泪，此时家人不必过分担心。因为这是一种几乎所有的新妈妈都会遇到的现象。一般来说，此种情绪波动几天后都会自动消失。

如果新妈妈情绪低落不能及时消除，则容易发生精神障碍，如精神抑郁、癫狂烦躁、谵语妄想等，因此新妈妈要时时保持平和心态，防止情绪低落，加强精神保健。

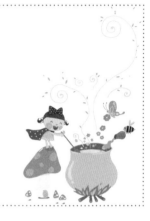

## 金牌月嫂经验分享

　　当新妈妈出现情绪低落时，家人和丈夫要加倍关爱和呵护，对婴儿要多加强护理，以使新妈妈有充分的休息和睡眠。新妈妈的丈夫和亲人要避免出言不逊，不要使新妈妈烦恼动怒、忧愁悲伤。新妈妈也要善于理智地调节自己的情绪，排除各种杂念，消除或减少不良情绪的出现。新妈妈要尽量保持精神愉快、清心寡欲、恬淡静养，当妈妈和宝宝建立起母爱的亲情后，伴随宝宝带来的天伦之乐，其低落的情绪就会烟消云散。

## 警惕产后抑郁症

　　产后，许多新妈妈经历情感和情绪的变化，甚至会出现不同程度的产后情感失调，如果加上额外的压力，可能转变为"产后抑郁症"，对于家庭及亲子关系会产生负面影响！

### 产后抑郁症的种类与影响

　　◎ 根据产后情绪变化程度，大致可分为三种：轻度产后情绪低落、产后抑郁症和产后癫狂症。通常，有半数以上的新妈妈在分娩后几天里会有不同程度的情绪不安、郁闷不乐、易哭泣的现象。新妈妈如果情绪低落，在得到家人适当照顾和及时关怀后，症状会在短期内消失，如若不然，就有可能引发抑郁症。

　　◎ 如果新妈妈患了抑郁症，则会表现出易疲劳、失眠、食欲缺乏、便秘、缺乏自信、不能适当照顾婴儿。病情严重时，便可产生自杀和伤害婴儿的倾向，这类新妈妈必须接受心理咨询和药物治疗，否则有可能引发产后癫狂症。

　　◎ 患了产后癫狂症的新妈妈，会有恐惧、严重抑郁、幻觉或幻听等症状，如果能及时得到心理辅导和治疗，能治愈，不至于引起更严重的后果。

　　◎ 产后抑郁症会使新妈妈失去自信，而且新妈妈在患病期间会因失去照顾婴儿的能力而影响到母子感情的培养，影响宝宝的健康成长，妨碍家庭生活的和睦。

● ● ● ●

## 金牌月嫂经验分享

　　由于产后激素和其他外界因素以及身体不适的影响，新妈妈或多或少都会有产后抑郁的情绪产生。很多新妈妈都有过产后情绪低落的体验，比如爱哭、爱发脾气，这种症状持续时间不会太长，产后12天左右就会消失。如果准妈妈从怀孕开始，就多了解育儿知识，向"前辈"多讨教孕育经验，就可合理避免孕期、产后遇到各种问题而导致的手足无措，避免因情绪紧张而导致产后抑郁症的发生。

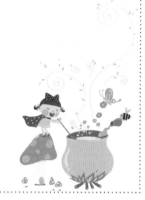

# 产后抑郁症有哪些高危险人群

◎ 孕前或怀孕期间，常出现情绪失控的现象。

◎ 未满20周岁的产妇。

◎ 产妇受教育程度不高。

◎ 未婚的单亲妈妈。

◎ 产妇本人出生于单亲家庭。

◎ 产妇本人在童年时期，因父母照顾不周而一直缺乏安全感。

◎ 收入少、经济状况差、居住条件差的产妇。

◎ 产妇在怀孕期间，同丈夫关系不好或缺乏家人的关心。

◎ 可以深谈或依赖的家人或朋友太少。

◎ 怀孕或产后生活压力太大。

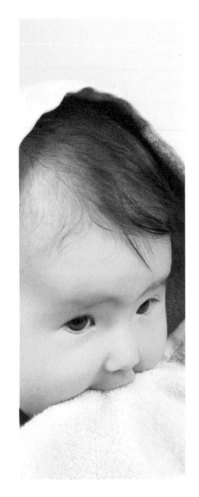

## 产后抑郁症对宝宝有什么影响

产后抑郁症可能造成母婴连接障碍。母婴连接是指母亲和婴儿间的情绪纽带，它通过母婴间躯体接触、婴儿的行为和母亲的情绪来传递。母婴情感障碍往往会对宝宝造成不良影响。

研究表明，母婴情感连接不良时，母亲可能拒绝照顾婴儿，从而影响婴儿的正常生长发育。据报道，宝宝多动症即与婴儿时期的母婴情感连接不良有关。

患产后抑郁症的母亲常常不愿抱婴儿或不能给婴儿有效的喂食；不能及时观察婴儿体温正常与否；不注意婴儿的反应，婴儿的啼哭不能唤起母亲的注意；由于母亲的不正常抚摸，婴儿有可能变得难以照顾；母亲与婴儿相处非常不融洽，妈妈往往手臂伸直来抱宝宝，不会目视婴儿，经常忽视婴儿的交往信号，把婴儿的微笑或咯咯笑视为换气，而不认为是宝宝与社会交往的表示；非常厌恶宝宝或者害怕接触宝宝，甚至经常会出现一些妄想，如宝宝生病或死亡等。

母亲患产后抑郁症，会使宝宝在出生后头 3 个月出现行为困难，表现较为紧张，没有或者较少有满足感，容易疲惫，而且肢体动作发展不协调等现象。研究表明，母亲患产后抑郁症会影响婴儿认知能力和性格的发展。母亲产后抑郁症的严重程度与婴儿的不良精神和运动发展呈正比。在产后第一年有抑郁症的母亲，她宝宝的运动能力和认知能力均显著低于健康妇女的宝宝。

### 金牌月嫂经验分享

一旦产后抑郁症的诊断成立，就应立即开始治疗。这不仅可防止母亲病情加重，避免向产后精神病发展，也可使婴儿尽早地感受到母亲的慈爱和温暖，健康快乐地成长。

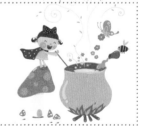

# 导致产后抑郁的元凶

## 女性体内内分泌发生改变

妊娠期间，女性体内的雌激素和黄体酮增长了10倍。而到了分娩后，激素水平又会迅速降低，在72小时内迅速达到孕前的水平。而体内激素的变化，通常会导致新妈妈情绪反常，甚至造成产后抑郁。

## 孕期发生的负面事件

怀孕期间，发生的负面事件越多，对准妈妈的影响越大，发生产后抑郁的可能性也就越大。比如生病、离职、搬家、先兆流产等，都可能影响新妈妈的情绪，从而成为产后抑郁的诱因。

## 分娩过程中的创伤经历

分娩时，由于很多准妈妈缺乏对分娩过程的认识，往往会过分担心分娩时的疼痛，因此对分娩存在着紧张恐惧的心理。研究显示，在分娩过程中，如果心理过于紧张，会引起神经内分泌失调、免疫力下降等一系列机体变化，并使宫缩乏力、疼痛敏感、产程延长，导致难产、产中及产后出血增多等。难产、手术产、分娩并发症等分娩时的创伤经历往往会进一步加重新妈妈的焦虑、不安情绪，增加产后抑郁的危险性。

## 产后育儿造成的身心压力

产后，女性的角色发生了转变。大多数新妈妈产后都要担负照顾宝宝的重任，如果再加上各种家务、工作，新妈妈常常会感到疲惫不堪，睡眠变差。尤其是遇到宝宝生病或自己身体出现问题不能哺乳时，新妈妈的压力会更大。产后长期压力过大往往容易造成新妈妈抑郁、焦虑，特别是没有育儿经验的年轻新妈妈。

## 其他因素

产后如果新妈妈遇到不顺心的事较多，也会导致情绪抑郁，如家人重男轻女、夫妻关系不睦、婆媳不和、经济状况不佳、住房拥挤、亲人去世等。另外，产后保健、产后喂养指导不得当，也可能会诱发产后抑郁。

# 产后抑郁自我小测试

产后抑郁症的表现与一般忧郁情绪有所不同，新妈妈不妨测试一下自己是否患上了产后抑郁症。如果下面的描述与自己的状况符合，就选"是"；如果不符，就选"否"。最后根据自己的回答在"自测结果"中查看自己是否已经患上了产后抑郁症。

## 自测内容

1. 睡眠状况不佳或严重失眠，白天常常昏昏欲睡。

A. 是　　B. 否

2. 白天情绪比较低落，夜晚情绪反而高涨，呈现昼夜颠倒的现象。

A. 是　　B. 否

3. 思想无法集中，语言表达紊乱，缺乏逻辑性和综合判断能力。

A. 是　　B. 否

4. 几乎对所有事物都失去兴趣，感觉生活毫无趣味，活着就是受罪。

A. 是　　B. 否

5. 焦虑不安或精神呆滞，常为一点小事而恼怒，或者几天不说话、不吃不喝。

A. 是　　B. 否

6. 有明显的自卑感，常常不由自主地过度自责，对任何事都缺乏自信。

A. 是　　B. 否

7. 经常有轻生的意念或企图。

A. 是　　B. 否

8. 食欲大增或大减，体重增减变化较大。

A. 是　　B. 否

9. 身体处于异常疲劳或虚弱状态。

A. 是　　B. 否

## 自测结果

◎ 有5条及以上答"是"，且这种状态持续了2周的时间。此时应怀疑自己属于产后抑郁了，应与亲人朋友沟通，尽量保持乐观的情绪，必要时可咨询心理医生。

◎ 有1～4条答"是"，但其中某一条出现的频率较高。这时也应该警惕自己遭遇了产后抑郁，同样需要自我调节。

◎ 如果以上问题都答"否"，只是产后偶尔会感到情绪有些低落。这可能是产后体内激素变化所致，需要留心观察，待过了产后抑郁的高发期，一般就不会遭遇产后抑郁了。

# 怎样远离产后抑郁症

产后抑郁症应该被特别重视，虽然用药物治疗一段时间后会有所改善，但仍会影响新妈妈的身心健康和婴儿的生长发育，最好还是靠新妈妈自己做好以下几方面的防护安排，以使自己远离产后抑郁症。

### 重新规划自己的生活

规划好生活的时间和内容，新妈妈可将一天要做的事统统写出来，再按照轻重缓急加以分类，提高效率，少花时间多办事。培养宝宝生活作息有规律，充分利用宝宝的睡眠时间，处理一些自己的事。生活简单化，不要做不实际的完美主义者，尽量放松心情，自得其乐，知足常乐。

### 多方吸取育儿信息与经验

在照顾宝宝的过程中需要学习大量的新知识，如奶瓶如何消毒、尿布怎么包裹等，尤其是新妈妈更加需要学习，所以应多阅读相关书籍与资料，多请教长辈或有经验的朋友，照顾起宝宝才能更得心应手。

### 寻求支援

疲倦会使忧郁症加重，以至较难克服。哺乳期，新妈妈可将宝宝托给丈夫、婆婆、亲友或保姆暂时照看，自己喘口气。产后腰腿酸痛的情况相当常见，新

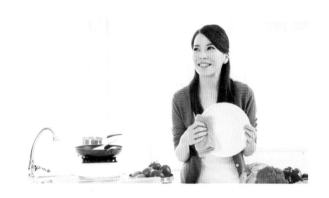

妈妈别过分担忧，不妨多外出散步，放松自己，多结识新朋友。

### 放松自己，开阔胸怀

千万不要强迫自己做不想做的或可能惹自己生气的事。如在心情欠佳时，就不要去收拾脏乱不堪的房间，暂时停止做家务，待情绪稳定时才处理，切勿将不愉快情绪藏在心里。要多与丈夫、亲人们交流、沟通，争取他们的帮助。

## 家人怎样为新妈妈营造好心情

### 为新妈妈创造安静、舒适的环境

新妈妈经历阵痛、分娩，体力和精力消耗很大，产后需要充分休息。如果休息不好，过度困乏会直接影响新妈妈的情绪，因此家人要减少不必要的打扰，尤其是亲友的探视。

## 营造良好的家庭氛围

产后是新妈妈精神状态最不稳定的时期，而良好的家庭氛围有利于建立多种亲情关系，让新妈妈感到亲情的温暖，从而防止情绪不稳。家人除了在生活上关心、体贴新妈妈外，还要倾听新妈妈倾诉，并帮助新妈妈解决实际问题，使新妈妈从心理上树立信心，感到自己在家中及家人心目中的地位。另外，对于宝宝的性别、产后体形的恢复、经济负担加重等敏感问题，应尽量避免提起。

## 帮助新妈妈适应自己的新角色

刚刚做了母亲，很多新妈妈在心理上一时还无法适应；另外，对哺乳、护理宝宝也有些困难。这时，家人应主动与新妈妈交流，倾听新妈妈的想法，主动帮助、鼓励新妈妈，教会新妈妈护理婴儿的一般知识和技能，消除新妈妈自认为无能的心态。更重要的是，家人还要帮助新妈妈进入母亲的角色，告诉她怎样关心、爱护、触摸婴儿，发挥哺乳母子间的相互交流和鼓励的效应。

## 新爸爸也要积极配合

在产后一个月内，新爸爸最好能多陪伴新妈妈，一方面可以协助新妈妈护理宝宝，如帮助新妈妈给宝宝换尿布、洗澡、换衣服等；另一方面，新爸爸是新妈妈最亲近的人，也是新妈妈最好的倾听者，在新妈妈向自己倾诉时，新爸爸应理解并尽量解决新妈妈的困扰。

# 新妈妈自我心理减压方法

为了防治产后抑郁，新妈妈也应注重自我调节，自我减压，从自身彻底摆脱忧郁、抑郁的困扰。

1. 新妈妈要学会自我调整，自我克制，树立哺育宝宝的信心，并试着从可爱的宝宝身上寻找快乐。

2. 在饮食方面，应避免暴饮暴食，多吃水果、蔬菜，忌食甜腻的食物，少吃多餐。

3. 注意休息，保证充足的睡眠，避免做重体力劳动，少做琐碎、操心费神的事，防止过度疲倦加重抑郁。

4. 要保持精神愉快、情绪稳定，不要钻牛角尖，不强迫自己做不想做的事情。

5. 产后出了月子应多出去散步，适当运动，注意产后恢复。

6. 照看宝宝时不要过度敏感，给自己适应宝宝的时间。

7. 多和家人沟通，将自己的想法告诉家人。

# 产后瘦身与美容

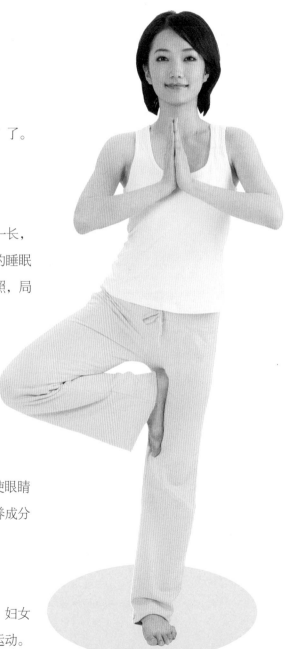

## 如何对付产后变丑

女性生育以后，体形、面容都会发生不同程度的变化，变"丑"了。专家认为可从以下五个方面采取对策，可防止这种后果。

### 面容

妇女产后因身体疲劳，加上随时护理婴儿，往往睡眠不足，时间一长，面部皮肤就会松弛，眼圈发黑。此时，每天保证 8 小时以上高质量的睡眠十分重要。面部残留棕色或暗棕色蝴蝶斑的新妈妈，应避免过多日照，局部涂搽品质好的祛斑霜，可使蝴蝶斑自然消退。

### 头发

产后妇女容易脱发，因此应注意饮食多样化，补充丰富的蛋白质、维生素和矿物质，还要养成经常洗头的习惯。

### 牙齿和眼睛

产后牙齿容易松动发炎，应注意坚持刷牙并适当补充钙质。为使眼睛秀美明亮，应注意预防眼病，并补充维生素 A 和维生素 $B_2$，这些营养成分在动物肝脏、黄绿色蔬菜和水果中含量较高。

### 体态

有些妇女因生育引起"生育性肥胖症"。妊娠期间和产褥期间，妇女应注意饮食合理搭配，切忌造成营养过剩；产褥期过后，要坚持适当运动。

# 产后避免发胖的方法

### 坚持母乳喂养

母乳喂养不但有利于婴儿的生长发育，还能促进乳汁分泌，将体内多余的营养成分输送出来，减少皮下脂肪的积蓄，从而达到减肥的目的。

### 坚持合理饮食，不要暴饮暴食

产后食物结构应以高蛋白、高维生素、低脂肪、低糖为主，荤素搭配，多吃新鲜水果和蔬菜，不要过度补充营养，以免造成脂肪堆积。不要过多吃甜食和高脂肪食物，可多吃瘦肉、豆制品、鱼、蛋、蔬菜、水果等，这样既能满足身体对蛋白质、矿物质、维生素的需要，又可防止肥胖。

### 睡眠要适中

睡眠过多是造成肥胖的原因之一。产褥期要养成按时起居的习惯，不要贪睡恋床，既要控制睡眠时间，又要保证睡眠质量。

### 要勤于活动

如无身体不适，顺产后两天即可下床做些轻微的活动，随着时间的推移，应逐步增加运动量。满月后，适当做些家务劳动。随着体力的恢复，每天应坚持做健美操，促进腹壁肌肉、盆底组织及韧带的恢复，还可调节人体新陈代谢的功能，消耗体内过多的脂肪。

# 怎样应对产后皮肤松弛

生产后，新妈妈往往会出现皮肤松弛的现象，尤其是腹部，松弛现象更加严重。这是因为怀孕期间日益膨大的子宫迫使腹部皮肤组织被长时间牵拉，从而失去弹性，产后无法立刻回弹而形成的。那么，想要击退皮肤松弛，新妈妈可以按照以下方法来做：

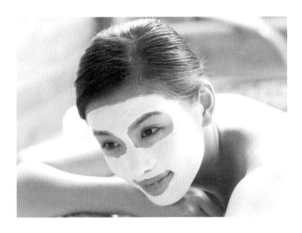

1. 不要长期卧床，多下来走动走动，无论是在室内还是室外。

2. 早晨起来后先喝一杯温水，刺激肠胃蠕动，使内脏尽快进入工作状态。同时，水分充盈细胞可加速皮肤恢复弹性。

3. 从产后第二或第三周开始，新妈妈可以用一些温和的按摩油，如杏仁油等对腹部、大腿及手臂等处的皮肤进行按摩，以打圈形式由下至上轻轻按摩约 15 分钟，有微热感最好。注意按摩腹部时一定要轻柔。

4. 新妈妈可在平时有意识地深呼吸收紧腹部，以锻炼腹部肌肉。

5. 多吃一些富含胶原蛋白的食物可以让皮肤紧致有弹性，如猪皮、猪蹄、银耳、海带等。

## 产后面部护理注意事项

怀孕和产后由于机体状态和生活规律的改变，面部会出现一些黄褐斑或色素沉着。在日常生活中，应注意以下几个方面，做到养护结合，逐步消除黄褐斑。

### 保持愉悦的心情

新妈妈要保持向上的心态，把烦恼的和不愉快的事情忘掉。只有保持愉快的心情，皮肤才会好。

### 保证足够的睡眠

睡眠是女人最好的美容剂，要保证每天 8 小时以上的睡眠，要学会利用空闲时间休息。只有保持良好的睡眠，才会有好的气色。

### 多喝开水

及时补充面部皮肤的水分，加快体内毒素的排泄。

### 定时排大便

如果一天不大便，肠道内的毒素就会被身体吸收，肤色就会变得灰暗，皮肤也会显得粗糙，容易形成黄褐斑、暗疮等。

### 选择适当的护肤品

选用天然成分及中药类的祛斑化妆品，可以用粉底霜或粉饼对色斑进行遮盖，选用的粉底应比肤色略深，这样才能缩小色斑与皮肤的色差，起到遮盖作用。避免日晒，根据季节的不同选择防晒系数不同的防晒品。和宝宝一起进行日光浴时，要用防紫外线的太阳伞遮挡面部，因为紫外线照射可引起面部色素沉着。

### 注意日常饮食

多食含维生素 C、维生素 E 及蛋白质的食物，如西红柿、柠檬、鲜枣、芝麻、核桃、薏米、花生米、瘦肉、蛋类等。维生素 C 可抑制代谢废物转化成有色物质，从而减少黑色素的产生，美白皮肤。维生素 E 能促进血液循环，加快面部皮肤新陈代谢，防止老化。蛋白质可促进皮肤生理功能，保持皮肤的弹性。少食油腻、辛辣、刺激性食品，忌烟、酒，不喝过浓的咖啡。

### 自制简易面膜

将冬瓜捣烂，加蛋清一个，蜂蜜半匙，搅匀敷脸，20 分钟后洗掉。或将黄瓜磨成泥状，加入一小匙奶粉和面粉，调匀敷面，15 ~ 20 分钟后洗掉。还可以将香蕉捣成泥状，直接敷于面部，20 分钟后洗掉。

**金牌月嫂经验分享**

洗脸是肌肤保养的基本，要每天进行，1 周 2 ~ 3 次的按摩也是不可缺少的，这样做不但可以促进血液循环，也具有促使新陈代谢的作用，可使产后的肌肤尽早复原。

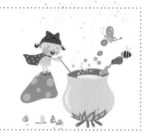

## 怎样养护秀发

由于体内激素的变化，头发在妊娠期内从生长期到休止期的转换时间明显延缓，应正常进入休止期的头发并不进入，而是一直保持到产后，以致产后处于休止期的头发数量增加。产程长、难产和精神因素等刺激可使头发由生长期提前进入休止期。处于休止期的头发呈弥漫性脱落，新妈妈会发现在梳头或洗头时头发脱落增加。油性皮肤的人时间久了会引发脂溢性脱发，除了脱发症状外，还会感到头皮痒，有鳞屑脱落。

### 保持秀发清洁是关键

新妈妈在产前产后都应像平时一样洗发。洗头不仅可起到按摩作用，加速血液循环，保持头发的生长规律，还可以疏通毛孔，防止患脂溢性脱发。

为了梳理方便和避免扯掉过多的未脱落的头发，洗发时应在淋浴下顺着头发的生长方向轻轻梳洗，不要全部拢到前面或由后向前用力搓洗。

### 美发、养发的食品

日常生活中，美发佳品有很多。如肉骨头汤具有减缓毛发老化的功效。日常休闲小食品，如葵花子、黑芝麻、核桃均为养发佳品。以上食品富含不饱和脂肪酸、维生素和蛋白质。不饱和脂肪酸会使头发润泽，维生素可防止头发脱落、干涩。头发98%的成分是蛋白质，所以蛋白质对保证头发的营养和新生有重要作用。

## 自制天然护发素

蛋黄酱·酸奶。蛋黄酱能补充脂肪，使头发滋润。将一大勺蛋黄酱和50毫升酸奶混合，均匀涂抹在头发上，然后用蒸汽毛巾包好。20分钟过后，用水洗净。最后一遍冲洗时，可在水中滴几滴食醋或柠檬汁，这样洗出来的头发会更有光泽。

蛋黄·葡萄酒。将蛋黄放入半杯葡萄酒内混合，均匀涂抹在发根处，用蒸汽毛巾包裹，20分钟后用热水洗净。

圆葱汁。将圆葱磨细，放置一天，以消除其中的辛辣成分，减少不良反应。用化妆棉或消毒毛巾蘸圆葱汁，涂抹在头皮上，有助于防治头屑和脱发。

绿茶。将绿茶袋放入一杯水中，煮到水减为一半。用化妆棉蘸绿茶水均匀涂抹在头发上，可防治头屑和脱发。

## 哪些情况下不适合瘦身

实行减肥计划的前提条件是身体完全地复原，因此医生认为以下几种情况的女性不宜瘦身。

### 哺乳期

哺乳期节食可能会影响乳汁的品质，而要想瘦身，就要好好喂奶，因为哺乳不会让你体重增加很多。如果你是母乳喂养，6个月后可以进行瘦身运动，如果未进行母乳喂养，可在产后3个月根据自身的健康状态着手瘦身。

### 贫血

如果生育时失血过多，会造成贫血，使产后恢复缓慢，在没有解决贫血的基础上瘦身势必会加重贫血。含铁丰富的食品有菠菜、鱼、肉类、动物肝脏等。

### 便秘

产后水分的大量排出和肠胃失调极易引发便秘，而便秘不利于瘦身，应有意识地多喝水和多吃富含纤维的蔬菜，便秘较严重时可以多喝酸奶和牛奶。

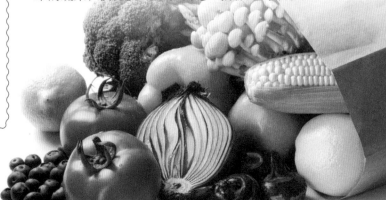

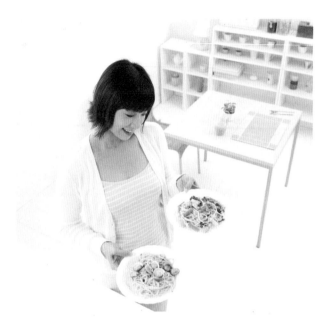

## 产后大补不利瘦身

　　我国素有集中于产后进补的风俗，新妈妈坐月子，鸡鸭鱼肉蛋等各种高脂肪、高蛋白食物，像填鸭似的拼命吃，似乎这样，奶水才足，利于产后康复。其实这是一种误解。生儿育女是人类的本能，新妈妈在妊娠期间，体内已积聚了 2 000 ~ 3 000 克的脂肪，是为产后哺乳等消耗所准备的。另外，不是吃得越多分泌乳汁也越多，乳汁的分泌关键在于婴儿的吸吮，吸吮越早，次数越多且有力，则分泌的乳汁也越多；至于乳汁的成分，只要能保证一定的营养，受膳食的影响并不大，所以产后进补要适量，这是保证分娩后正常体形的重要措施。

## 产后盲目节食减肥效果差

　　女性在生育后，体重一般会增加不少，身体会明显发胖。有些人为了尽早恢复生育前苗条的身材，便在产后立即节食，这样做对身体康复是有害的。因为新妈妈虽然身体发胖，但产后所增重量，其实含有较多的水分和脂肪，如果给宝宝哺乳，会消耗体内大量的水分和脂肪。况且，新妈妈本身恢复健康也需要营养，怎么能够节食呢？

　　给宝宝哺乳的新妈妈必须多吃营养丰富的食物，每天要从食物中至少获得 2 300 千卡（1 千卡 =4.18 千焦）的热量，否则就不能满足自身和哺乳的需要。为了恢复体形，可以适当增加活动量，做些健美操，以消耗多余热量。切不可盲目节食，否则，后果难以设想。

● ● ● ● ●
## 金牌月嫂经验分享

　　新妈妈产后的肠胃很脆弱，不宜服用减肥药，减肥药容易引起腹泻等症状，虽然可以使体重下降，但会引起胃肠的各种疾病，还可能会使新妈妈患厌食症。而且减肥药物会通过母体进入乳汁，使宝宝也吃进大量药物，危害宝宝的身体健康。

## 产后过早过度减肥的危害

在正常情况下，妇女怀孕后，新陈代谢比较旺盛，各系统功能加强，食欲大增，所以怀孕后妇女的体重一定会有所增加，通常要比怀孕前增加 10 ~ 15 千克，而宝宝降生后，体重还要比怀孕前重 5 千克左右，而且有部分人会出现下丘脑功能轻度紊乱，导致脂肪代谢失调，引起生育性肥胖。

妇女怀孕后增加的体重包括增大的乳房、子宫和脂肪，这些重量在度过产褥期和哺乳期后会逐渐减少。

但有的妇女为尽早恢复体形而过早参加大运动量的运动，甚至节食减肥，反而适得其反。通常健美运动主要侧重于躯干和四肢的运动，在运动的过程中，腹肌紧张，腹压增加，使盆腔内的韧带、肌肉受到来自上方的压力，加剧了松弛的状态，容易造成子宫脱垂、尿失禁和排便困难。有的新妈妈为尽早恢复体形，在宝宝刚满月时就开始跑步，而且每顿饭只吃一点羹汤，并早早地束腰，虽然体重明显下降，但随后会出现头晕、头痛、失眠、小便失禁等疾病，精神状态越来越差，甚至影响到工作。所以，新妈妈不宜过早过度减肥。

## 减掉腹部赘肉的中医疗法

### 按摩

将左手放在右手上，用手掌顺时针方向慢慢揉搓按摩腹部，同时做腹式呼吸，持续 3 分钟。

### 针灸

只有腹部温暖，才有利于脂肪分解。针灸一般以肚脐为中心，向两侧 3 厘米、下方 5 厘米之处，由医生实施针灸。

## 产后束腰的危害

绝大多数女性在怀孕之后，体形都发生了很大变化，如身体发胖，腹部隆起，臀部变宽，大腿变粗。产后进补过量，活动量减少，体形会变得更加臃肿。所以有不少新妈妈担心自己体形变得难看，刚生下宝宝后，就迫不及待地使用腹带或紧身内裤，把腰部、腹部、臀部裹得紧紧的，以为这样做就能使体形恢复如初。这样做不但不能使体形很好地恢复，反而会影响生殖器官及盆腔组织的复原，造成疾病。

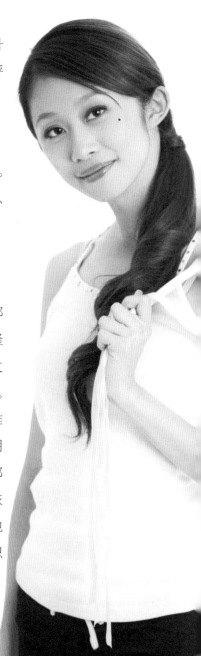

女性盆腔内生殖器官靠各种韧带及盆底支持组织，以维持正常位置。在妊娠期，随着胎儿的生长发育，母体各个系统均会发生一系列适应性变化，其中生殖系统变化最大，尤其是子宫，容积和重量分别增加至孕前的 18 ~ 20 倍；分娩后，子宫开始复原，10 天左右可降入骨盆内，但需 6 周才能恢复正常大小。而固定子宫的韧带，因孕期的过度伸展，比孕前略松弛；阴道及盆底支持组织，因分娩时的过度伸展、扩张及损伤，使弹性下降而不能完全恢复到产前状态；因受孕子宫膨胀的影响，产后腹壁松弛，需 6 ~ 8 周方可逐渐恢复。

因此，正常分娩的新妈妈，产后用束腹带或穿紧身内裤，不仅无助于恢复腹壁的紧张状态，反而会使腹压增加，而产后盆底支持组织及韧带对生殖器官的支撑力下降，可导致子宫下垂，子宫严重后倾后屈，阴道前、后壁膨出等症。由于生殖器官正常位置的改变，会使新妈妈盆腔血液流动不畅，抵抗力下降，从而更易引起盆腔炎、附件炎、盆腔瘀血综合征等各种妇科疾病，严重影响新妈妈健康。

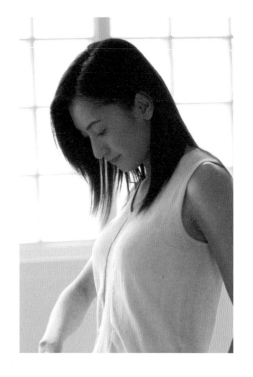

● ● ● ●
### 金牌月嫂经验分享

如有以下特殊情况，新妈妈可适当使用腹带，即：

1.如果新妈妈是剖官产，手术后的 7 天内用腹带包裹腹部，可促进伤口的愈合，但腹部拆线后，则不宜长期使用腹带。

2.新妈妈身体过瘦或内脏器官有下垂症状，使用腹带对内脏有举托的功效，但当脏器复位后，便应将腹带松解为宜。

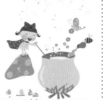

## 哺乳会引起乳房下垂吗

有的新妈妈怕胸部下垂影响自己的体形美，不愿意用自己的乳汁哺育婴儿，这种做法是错误的。实际上胸部下垂的原因并非是哺乳所造成，而是妊娠。因为妊娠刺激乳腺增长，随之又使乳腺衰退。要防止这种衰退，哺乳是有益的。同时，自己哺乳可以消耗妊娠期所积聚的脂肪，减少皮下脂肪贮存，有效地防止肥胖。

# 怎样防止产后乳房下垂

生宝宝后造成乳房下垂，有两种原因：一是哺乳时间过长。一般生小孩 8 个月后，乳汁明显减少，12 个月后即可断乳，如果这时仍让宝宝吃奶，乳房受到过分的牵拉，弹性降低，就容易发生下垂；二是有一些女性平时不注意锻炼，使支撑乳房的胸大肌和固定乳房的韧带不够发达有力，不能很好地支撑和固定乳房，从而使乳房垂下来，影响乳房健美。为使乳房健美，产后不下垂，新妈妈需注意以下几点：

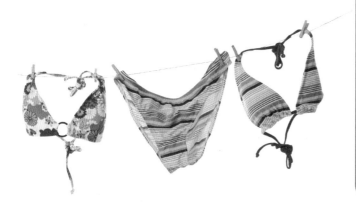

◎哺乳时间不要过长，应在宝宝 1 岁左右断奶。吃奶时婴儿距离乳房不可太远，防止过分牵拉乳房。

◎哺乳期的新妈妈，每天用温水洗乳房 1 次，不仅有利清洁卫生，促进乳汁分泌，而且能够增加悬韧带的韧性，防止乳房下垂。

◎按摩乳房。宝宝每次吃完奶后，新妈妈应轻轻按摩乳房，每次 10 分钟，这样能促进乳房的血液循环，增强乳房韧带的弹性，防止乳房下垂。

◎戴上松紧合适的乳罩，把乳房托起来，防止乳房下垂。

◎坚持做俯卧撑、扩胸运动，使胸部的肌肉发达有力，对乳房的支撑作用增强。这样不仅能防止乳房下垂，对防止驼背及体形健美都大有好处。

● ● ● ●
## 金牌月嫂经验分享

新妈妈洗浴忌用过冷或过热的水刺激乳房。因为乳房周围微血管密布，受过热或过冷的水刺激会使乳房软组织松弛，造成乳房下垂，还会引起皮肤干燥。

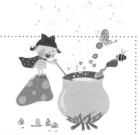

## 令胸部更挺拔的美胸健胸操

坚持做俯卧撑等扩胸运动，锻炼胸肌，增强对乳房的支撑作用。在这里，特别为新妈妈推荐一套美胸健胸操，爱美的新妈妈不妨多加练习。

◎向前弯腰，背要挺直，双手放在膝上，上身尽量向前，收缩腹部，拉平脊椎骨，反复做20次。

◎将双臂拉直，向后用力伸展，背部要保持平直，然后复原，重复10次。一旦适应后，每日可做20次。

◎在空气新鲜的地方，两手抱住后脑勺，身体向左右各转90°，连续做30次。

## 吃对食物也美胸

"吃"是一种非常简单有效的美胸方法，若想拥有漂亮的胸部，就必须经常食用含有身体所必需的热量的食物。另外，为促进乳房的正常发育，还要注意摄取以下这些营养素：

### 🦴 蛋白质

蛋白质可以促进乳房的正常发育。含丰富蛋白质的黄豆、花生、杏仁、核桃、芝麻等，都是良好的丰胸食物；蛋类、牛奶等，含有维生素B族，有助于激素的合成，海参、猪脚、蹄筋等富有胶原蛋白的食物，也是不错的丰胸圣品。

### 🐑 补微量元素

锌能促进人体生长发育，特别是促进性征的产生、性机能的形成。锌是一种活性很强的物质，它能促进葡萄糖的吸收并在乳房等部位转化为脂肪，促使乳房的丰满、臀部的圆润。

### 🐑 维生素不可缺

维生素是美化胸部的重要营养元素，因此要在平日饮食中注意摄取。

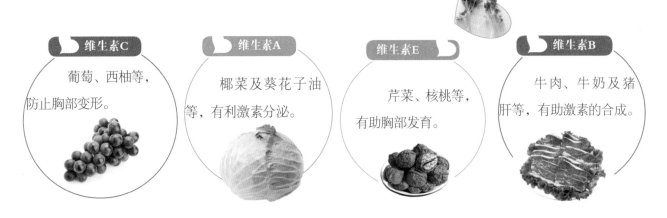

**维生素C** 葡萄、西柚等，防止胸部变形。

**维生素A** 椰菜及葵花子油等，有利激素分泌。

**维生素E** 芹菜、核桃等，有助胸部发育。

**维生素B** 牛肉、牛奶及猪肝等，有助激素的合成。

# 产后减腹健美操

腹部肌肉属支持性肌肉，在日常生活中很少活动，不能做紧张性收缩，而腹腔、腹壁又易于堆积脂肪，所以容易显得大腹便便。要想使腹部健美，必须使腹肌发达，并保持一定的紧张度，消除腹部多余的脂肪，避免形成悬垂腹和腹部赘肉的状态。

常用的减腹运动，除做仰卧起坐以外还有以下几种方法。

仰卧床上，两膝关节屈曲，两脚掌平放在床上，两手放在腹部，进行深呼吸运动，腹部一鼓一收。

仰卧床上，两手抱住后脑勺，胸腹稍抬起，两腿伸直上下交替打动，由幅度小到幅度大，由慢到快，连做50次左右。

仰卧床上，两手握床栏，两腿一齐向上抬，膝关节不要弯曲，脚尖绷直，两腿和身体的角度最好达到90°，抬上去后停一会再放下来，反复进行，直到腹部发酸为止。

两手放在身体的两侧，用手支撑住床，两膝关节屈曲，两脚掌蹬住床，臀部尽量向上抬，抬起后停4秒钟落下，休息一会儿再抬。

手放在身体两侧，两腿尽量向上抬，抬起来后像蹬自行车一样两脚轮流蹬，直到两腿酸沉为止。

站立在床边，两手扶住床，两脚向后撤，身体成一条直线，两前臂屈曲，身体向下压，停两三秒钟后，两前臂伸直，身体向上起，反复进行5～15次。

一条腿站立支撑整个身体的重量，另一条腿弯曲抬起，用支撑身体的那条腿连续蹦跳，每次20～30下，双腿交替进行，直到腿酸为止。

跪在床上，两手扶床，胸部尽量向下压，腹部尽量收缩，同时深吸气。然后挺起胸来，用力鼓腹部同时深呼气，每天起床后和睡觉前各练5～10次。

仰卧床上，脱去外衣，两手搓热以后，趁热在腹部按摩，直到局部发红、发热为止，每天早晚各1次。

图注：产后防止大腹便便，常用的减腹运动少不了，新妈妈不要着急，要持续坚持才有效果哦！

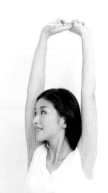

## 产后塑型美腿操

平躺在床上，先做深呼吸，放松心情与身体，开始缓缓抬起头，看着自己向前伸展的脚尖，再放下；把双腿举到45°的高度，在空中略停几秒后，再重复；把腿再抬到约90°，再慢慢地向内弯曲腿，然后伸直腿后，缓缓放下。

平卧在床，运用腹部的力量，同时把头部及腿部向上抬起，双手往前伸展；轮换抬起左右腿，配合着韵律节奏；举起双腿在空中做踩脚踏车的动作。

整个流程约需 20 分钟一个循环。

另外，每天睡前抬高腿，与墙壁贴合，保持 10 ～ 15 分钟，即可放下，也是简单有效的腿部塑形运动。

## 产后怎样再造平坦小腹

再造平坦的小腹，运动量要大一些，新妈妈一定要等到体力恢复之后再做，至少要在出月子以后再考虑。

### 变形仰卧起坐运动法

躺在床尾，臀部以下留在床外，然后弯起膝盖使大腿到腹部上方。双手伸直于身体两侧，手掌朝下放在臀部的下方。接下来腹部用力，以慢慢数到 10 的速度，把腿往前伸直，脚尖务必朝上，使身体成一直线，然后再以数到 5 的速度弯曲膝盖，大腿回到原来的位置。注意背部、肩膀和手臂都要放松，感觉到仅仅腹部在用力。

### 坐椅腹部练习操

坐在靠背椅边上，双手反抱椅背，感觉人体好像要从椅子上滑下来，放松地弓背踏腰，腰部要尽量贴上椅面。这组操方便、轻松、收效快，适合天天做或隔天练。

第一组：双脚轮流做踩自行车的动作，腿部肌肉要放松，要求一只脚向下伸到越低越好，但不能触地，另一只脚弯曲向上，越高越好，反复练习，每天坚持做 20 下。

第二组：同前面姿势，双腿同时向上弯曲，再同时向下伸展，注意腰部不能上顶，尽量使腹部收缩，达到腹部亦紧亦舒，每天坚持做 20 下。

### 腹部按摩

腹部按摩是一种最常用的腹部减肥法，利用揉捏的动作加上按摩霜，改善脂肪结构。按摩可以提高皮肤的温度，大量消耗能量，

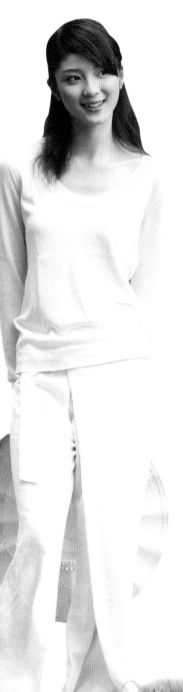

促进肠蠕动，促进血液循环，让多余水分排出体外。

做法：以肚脐为中心，在腹部打一个"问号"，沿"问号"按摩，先右侧，后左侧，各按摩 30~50 下，每天按摩 1 次。

### 缩腹走路

先学习呼吸，吸气时，腹部胀起；呼气时，腹部缩紧。对练瑜伽或练发声的人来说，这是一种基础训练。有助于刺激肠胃蠕动，促进体内废物的排出，顺畅气流，增加肺活量。

**做法：** 平常走路和站立时，要用力缩小腹，配合腹式呼吸，让小腹肌肉变得紧实。刚开始做的头一两天会不习惯，只要随时提醒自己"缩腹才能减肥"，几周下来，不但小腹趋于平坦，走路的姿势也会更优。

### 游泳减肥

游泳 30 分钟，可以消耗 175 千卡的热量。即使人已不在水中，代谢速度依然非常快，能比平时更快地消耗脂肪。

这种方法是最科学、最无争议的。游泳不仅能收腹，还能全面塑造体形。

## 产后美臀操

这套美臀操可借出汗将"囤积"体内的水分排泄掉，使臀部肌肉恢复弹性。

### 腿部运动

❶ 身体平躺，双手平放。

❷ 左右腿配合呼吸轮流向上举起 30°，吸气时脚上举，吐气时脚放下。

**提示：** 做时需注意膝与脚尖均放平，不可弯曲，刚开始时速度宜慢，然后可根据身体状况逐渐加速。

### 美臀运动

❶ 平躺，双手抱左膝，将左膝靠向腹部，再换右膝。

❷ 或以手抱双膝，同时靠向腹部。

**提示：** 两腿可交换做，也可以同时做，可美化臀部并收缩小腹。

### 爬行运动

手撑起上半身，双脚屈膝，趴于地，类似擦地状。

**提示：** 可用护膝，避免受伤。

### 臀部按摩

站立时，将手置于臀部，由上往下推臀部，或由下往上推。

**提示：** 由上往下推有助于局部细胞活化，可增进肌肉弹性；由下往上，则可美化臀部曲线，可双轨进行。

## 简单易行的家庭塑身操

新妈妈如果没时间常去健身房，也可以选择在家中锻炼。

### 胸部

一般用卧推小哑铃来锻炼胸大肌和手臂肌肉，家里没有哑铃的，则可以用矿泉水瓶、可乐瓶代替。方法：仰卧在地或床上，双臂平放在身体两侧；双手各握一水瓶，直臂上抬到胸前，再还原；重复上抬到胸前，再将双臂向后伸直平放，重复10～12次。

### 腿部

双手扶着墙壁，或者椅子、桌子等，腰挺直，慢慢地往下坐，直到大腿与地面平行。尽量用腿部力量，然后抬起。每次训练12～15次。刚开始运动时，可以减少次数。锻炼腿部力量也可以用夹放橡皮球的方法。两腿内收，夹住橡皮球再放开，没有橡皮球也可以用被子来代替。

### 腰腹部

锻炼腰部时，仰卧在地或床上，双手平伸，放在两侧，小腿弯曲90°，慢慢地抬升到腰腹部，伸直双膝，下肢与身体呈90°，然后再慢慢放下。刚开始时，每次做10次，以后可以根据身体情况慢慢增加。

## 产后塑身瑜伽

瑜伽对产后的身体恢复非常有益，还可以添加身体活力，消减体重。分娩后的3～4周开始，可以进行产后瑜伽，如果分娩时剖宫产，就要相应地延长恢复的时间再进行。如果在做瑜伽的过程中感到疼痛的话，就要中断练习，休息1～2天再接着进行。刚开始时可以这样做：

躺在地上，伸直手脚。将双膝弯曲到胸部，用双手手臂来抱住双腿。柔和地左右扭转腰部，扭转腰部至身体适应之后，将手脚慢慢地放下来。摇晃腰部这个瑜伽动作对消除腰部赘肉非常有效，坚持练习这个动作，可以让腰部的肌肉更加柔软，塑造完美的腰形。

## 蛇击式

**功法：**

❶ 挺直腰背，跪坐脚跟上，双手自然放大腿上，上身下压，直到躯干紧贴大腿，手心和小臂全贴地，下巴轻碰地。

❷ 吸气，手肘微曲，胸膛慢慢向前移动，带动臀部和大腿抬离脚跟，直至胸贴地。

❸ 当胸不能前移时，吸气，伸直双臂，放低腹部到大腿触地，挺胸，背部凹拱形，双眼看上方，保持。

**作用：**能强壮生殖器官，有助于消除月经失调的毛病，是产后妈妈锻炼的好姿势。强化胸大肌，温柔刺激乳腺，帮产后妈妈快速恢复挺拔胸线。

## 虎式

**功法：**

❶ 四肢撑地，双腿并拢；伸直脊柱，抬高臀部，做出爬行的姿势。

❷ 头上抬，双眼向上看，腰背部下凹，右腿抬起绷直，尽力向后伸展。

❸ 垂下头，脊柱上拱，收腹，屈右膝指向头部。双眼向下看，鼻子贴膝部。

**作用：**强壮脊柱神经和坐骨神经，减少腰部、髋部、大腿区域的脂肪，有效减少赘肉，强壮生殖器官，是产后妈妈的极好练习方法。

# 产后瘦身运动注意事项

避免剧烈运动。为了快速瘦身，许多新妈妈采取剧烈的运动计划，这很容易造成疲劳，不仅如此，还会损害健康。产后立即进行剧烈运动减肥，很可能影响子宫的康复并引起出血，严重时还会使生产时的手术创面或外阴切口再次遭受损伤。别忘了进行运动之前，事前的热身运动与事后的缓和运动可不能少，否则容易造成运动伤害。

选择轻、中等强度的有氧运动，并做到持之以恒。这样有利于减重，并能有效防止减重后体重出现反弹。有氧运动有极佳的燃脂效果，如慢跑、快走、游泳、有氧舞蹈等，且进行的时间至少要持续12分钟以上。

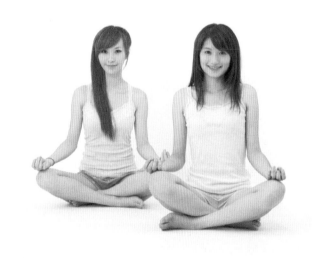

# 产后不适及疾病

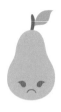

## 怎样预防产褥感染

产褥感染，是由于病菌侵入生殖器官局部或全身引发的炎症反应，是新妈妈产后较易患的比较严重的疾病，也是引起新妈妈死亡的重要原因之一。新妈妈发生产褥感染后，由于感染部位不同，表现出来的症状也不同，一般分为以下几种感染形式：

### 会阴裂伤和缝线伤口感染

会阴裂伤和缝线伤口感染是一种常见的感染，表现为伤口红肿，缝线针头处化脓，患者自觉会阴伤处热痛，出现小便困难，但一般不会发热，只要及时治疗，炎症会很快消退。

### 阴道感染

阴道黏膜表现为红肿、溃烂，且带有脓液，常伴有低热。

### 子宫内膜感染

患者自觉下腹疼痛，白带增多，且多为脓性，有臭味，同时体温升高，可达38℃以上，如能及时治疗，感染会很快得到控制；如果不及时治疗，炎症可继续

扩散，侵入子宫肌层或子宫周围组织，患者会感到下腹剧痛，全身不适，体温可升高到40℃，并出现寒战；如果炎症再不能控制，便会蔓延到腹腔，引起弥漫性腹膜炎，病情表现更为严重，除高热、寒战外，腹痛进一步加剧，出现恶心、呕吐、呼吸急促、神志不清，有少数患者会发生败血症、毒血症，如抢救不及时，则可能造成死亡。

为防止产褥感染，新父母要特别注意预防。预防应从怀孕期间开始。怀孕期间要注意清洁卫生，积极治疗原有的感染病症。在怀孕的最后3个月及产后42天中，一定要禁止同房，且不要洗盆浴。分娩时，如果发生胎膜早破、产程延长、产道损伤、产后出血，应及时进行抗感染治疗。

新妈妈在分娩时，要尽量多吃食物、多饮水、多休息，以增加身体抵抗力。分娩后，新妈妈要注意饮食营养，尽量早期下床活动，及时小便，以避免膀胱内尿液潴留，影响子宫的收缩及恶露的排出。同时还要注意产后会阴部的清洁卫生，使用消过毒的卫生纸和会阴垫。

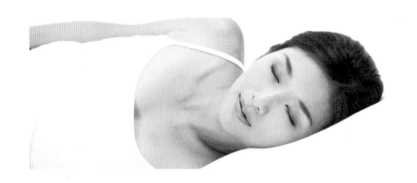

图注：新妈妈卧床休息时不要总仰卧，要经常变换体位，防止子宫后倾。

## 怎样防治子宫复旧不全

产后子宫复旧不全表现为腰痛、下腹坠胀、血性恶露淋漓不尽，甚至大量出血。即使恶露停止，白带、黄带增多，子宫位置后倾；子宫稍大且软，或有轻度压痛，如果不及时治疗，易造成结缔组织增生、子宫增大及哺乳期后月经量多、经期延长。产褥期发生上述现象，要去看医生，在医生指导下可通过如下方法进行治疗：

1. 服用子宫收缩剂。药方为麦角流浸膏2毫升，每日3次，或服用益母草流浸膏4毫升，每日3次，3天为一个疗程。有时可停药3天左右再进行一个疗程治疗。中药益母草膏无不良反应，可坚持常服，每日2~3次，每次1汤匙冲服。

2. 卧床休息时不要总是仰卧，要经常变换体位，防止子宫后倾。

3. 子宫后位者，要做新妈妈保健操，尤其是膝胸卧位运动，以矫正子宫后倾，每日2次，每次10~15分钟。

4. 如有炎症，需选择合适的抗生素以控制感染。

5. 产后长时间出血或有大出血而怀疑有胎盘滞留者，子宫复旧肯定不好，应当手术刮宫，以清除宫内滞留物，促进愈合。

### 金牌月嫂经验分享

分娩后子宫复旧的快慢，与新妈妈的年龄、分娩次数、身体健康状况、分娩的性质、是否哺乳等都有关系。凡是年龄大、分娩次数多、身体素质差者的子宫复旧均比较慢。另外，产程长或难产者复旧也慢。产后自己哺乳，可以反射性地促进子宫收缩复旧。

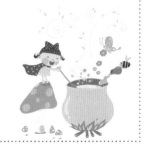

## 怎样防治产后恶露不尽

产后恶露一般持续 20 天左右即净，若过期仍然不干净，就要采取防治措施。具体防治方法有如下几点：

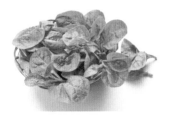

◎若产后恶露淋漓不断，超过 20 天仍不干净，量多，颜色淡红，质清稀，无臭气，新妈妈感到疲倦无力，要请医生诊治，同时用下列方法配合治疗：

一是采用食疗法，如淮药粥、赤豆粥、芡实粥、人参粥、人参山药乌鸡汤等。

二是应绝对卧床休息，尽量减少活动，以免行走、站立，这会使中气下陷，导致子宫下垂。

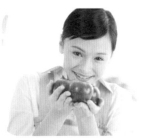

三是要注意保持新妈妈卧室清洁整齐，夏天应做到凉爽通风，不使新妈妈出汗过多，不可吹穿堂风；冬天注意保暖并保持室内湿度，不要使空气干燥。

◎如果新妈妈素来身体强壮，产后恶露多，过期不净，颜色鲜红或紫红，质黏稠，有臭味，自觉发热、口干咽燥等现象，除求医用药外，饮食尤其要注意新鲜、清洁卫生，预防热邪侵袭。

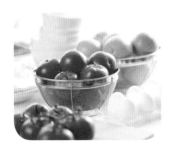

因新妈妈阳气亢盛，血分有热，饮食应清淡，多食新鲜水果，如梨、橙、柚子、苹果等，可洗净切块，煮热温食。蔬菜宜多食萝卜、菠菜、藕、冬瓜、丝瓜等，还可常吃冬苋菜粥、藕汁粥、青萝卜粥、菠菜粥等。平时要多饮水，忌吃辛辣、煎炒、油腻之食。

◎若新妈妈在月子中有过悲伤、忧愁，或过度思虑、操劳，造成恶露过期不止，除改变外部条件外，还需避免语言刺激，帮助新妈妈排解忧愁，给予开导、安慰。

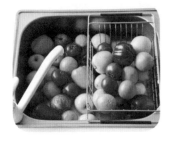

此外还可采用以下治疗方法：取益母草 50 克，煎水，加适量红糖，1 日 1 剂，分 3 次服，连服 1 周。

## 怎样防治产后恶露不下

如果分娩后有恶露，或所下甚少，致使浊瘀败血停蓄，引起腹痛、发热等症，称为恶露不下。防治方法如下：

◎注意观察恶露的性状，从而针对病因治疗，如恶露一般可持续20天左右，若恶露始终是红色，或紫红色，有较多瘀血块，量不减甚至增多，时间超过20天或所下极少，均属于病理情况，应引起注意。

◎若分娩时新妈妈感受寒邪、过食生冷而引起恶露被寒所凝滞，产生下腹疼痛，按之更甚，痛处可触及肿块，恶露极少。首先，可采用按摩法，即新妈妈取半坐卧式，用手心从心下擦至脐，在脐部轻轻揉按数遍，再从脐向下按摩至耻骨联合上缘，再揉按数遍，如此反复按摩10～15次，每天2次；其次，可以热熨，可选艾叶、陈皮、柚子皮、生姜、小茴香、桂皮、花椒、葱、川芎、红花、乳香等，任选2～3味适量，炒热或蒸热，用纱布包扎外熨痛处；再者，多吃醪糟蛋或多吃鲤鱼。另外，卧室应保暖，防止风寒外袭。

◎若分娩后新妈妈情志不舒、操劳过度或悲伤过度，导致恶露不下，可采用热熨，选用陈皮、生姜、花椒、乳香、小茴香等1～2味，炒热包熨下腹；也可用薄荷6克、生姜2片泡开水当茶饮。同时一定要保持精神愉快，避免各种影响情绪的因素发生。

## 如何防治晚期产后出血

分娩24小时以后，在整个产褥期内发生的子宫大量出血，称晚期产后出血。以产后1～2周发病最常见，少数迟至6～8周。表现为阴道间断性或持续性流血，或为急剧性大量出血。新妈妈常因失血过多而导致严重贫血、失血性休克和感染等。随着剖宫产率的增加，发生在术后的晚期产后出血，近几年明显上升。形成原因、症状及治疗方法，分别陈述如下：

### 主要病因

一是胎盘、胎膜残留，为最常见的原因。二是子宫复旧不全、胎盘附着部位复旧不全。三是剖宫产术后晚期出血，多发生于术后2～6周。四是多因切口影响子宫收缩，或缝线溶解、松脱，或感染使刀口裂开；或因缝线过密造成局部缺血坏死；或切口选择过低，接近宫颈外口，此处组织结构以结缔组织为多，故愈合能力差，出血较为严重。其他原因还有滋养细胞疾病、子宫黏膜下肌瘤、子宫颈癌、性生活损伤等，均可导致晚期产后出血。

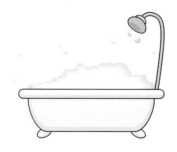

## 临床表现

一是一般新妈妈在分娩 24 小时后，都会有少量的血性液体从阴道流出来，且随着时间的推移，这种现象会渐渐消失。但个别新妈妈产后 5～6 天，仍存在子宫大量出血，就不正常了。这种晚期出血应引起高度重视。二是晚期产后出血多发生在分娩后数日，甚至 30 天之后，可以表现为产后持续阴道出血，少量、中量或大量出血或于分娩后突然大量出血。三是不同原因所致的出血期临床表现有所差别，如剖宫产后的出血者可能发生在产褥末期，多表现为急性反复大出血。胎盘及胎膜残留，或胎盘息肉所致的大出血，在发生大出血前可连续有少量阴道出血，恶露增多，一般无腹痛症状，但失血过多过急，可致休克，应引起高度注意。

## 预防措施

一是因引起晚期产后出血的原因大多是胎盘及胎膜残留，这就要求医护工作人员在胎盘娩出后，必须仔细检查胎盘或胎膜有无残留，胎膜边缘有无断裂的血管残痕等，均需及时处理。二是剖宫产的子宫切口必须看清楚出血点；结扎后再缝合子宫，缝合松紧间隔要适当。三是对于新妈妈自己来讲，应该警惕如下现象，比如产后阴道出血时间较长，或伴有异味等，就应及时就医，提高自我防范的能力。

## 治疗方法

一是产后有少量或中量流血、持续不净者，医生会给予缩宫素、麦角新碱、益母草膏、生化汤、云南白药等止血，促进子宫收缩；同时适当应用广谱抗生素以抗感染治疗，辅以维生素等支持疗法。二是对疑有胎盘、胎膜残留，或胎膜附着部位复旧不全者，刮宫一般能奏效。三是对剖宫产后出血患者的处理，可用宫缩剂。四是如有滋养细胞或其他肿瘤者，医生会做相应的治疗。

发生急性大量出血的新妈妈，应及时入院输液、输血治疗，以避免发生休克。剖宫产后子宫切口裂开出血，在治疗无效时需做子宫全切除术或次全切除术。

# 产后腹痛怎样防治

产后腹痛除去产后宫缩痛，还常由如下两种原因引起，治疗方法如下：

## 血虚引起的腹痛

新妈妈在分娩过程中由于失血过多，或者本来身体气血虚弱，因而产生腹痛，表现为：小腹隐隐作痛，延绵不断，腹部喜用热手揉按，恶露量少，色淡红、清稀，或兼见头昏眼花、耳鸣、身倦无力，或兼大便燥结、面色萎黄。

治疗护理的措施有五条：

一是卧床休息，保证充分睡眠，避免久站、久坐、久蹲，防止子宫下垂、脱肛等发生。

二是加强营养，可选择食用一些药膳，如人参粥、扁豆粥、猪肾粥、枣杞鲫鱼汤、当归生姜羊肉汤、黄芪当归鸡汤、参枣羊肉汤等。

三是大便燥结者可服麻仁丸，另外早晚加服蜂蜜 1 匙。多吃新鲜蔬菜、水果，如香蕉、番薯、西瓜、西红柿等，以润肠通便。

四是用热毛巾热敷痛处，或用艾条灸关元穴（脐下 3 寸，即脐下约 3 横指）、中极穴（脐下 4 寸，即脐下 4 横指），或将盐炒热装布袋热熨痛处，或熨关元穴、中极穴。

五是恶露量多或有创伤流血不止者，必须尽快请医生处理。

## 调养不慎引起的腹痛

新妈妈在月子里若起居不慎，饮食受生冷，或腹部受侵风寒，冷水洗涤，使寒邪乘虚而入，血脉凝滞，气血运行不畅，不通则痛。有的新妈妈产后因过悲、过忧、过怒，肝气不舒，肝郁气滞，则血流不畅，以致气血瘀阻，也会造成腹痛。也有的因产后立、蹲、坐、卧时间过长，长久不变换体位，引起瘀血停留，而致下腹疼痛坠胀，甚至引起腰酸、尾骶部疼痛。主要症状有产后小腹疼痛、喜温喜按或喜温拒按，热敷则疼痛减轻。由情志不畅引起者常失气则痛减，恶露量少、涩滞不畅、色紫暗常夹血块，或兼胸胁胀痛、四肢欠温。

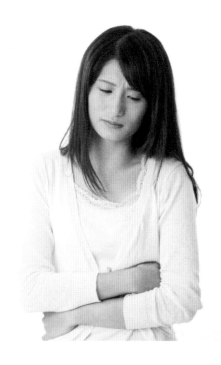

**产后腹痛有八条防治措施：**

一是小腹部热敷法，即用热毛巾热敷痛处，或热敷脐下5厘米处的气海穴、脐下10厘米处的中极穴。

二是按摩法，即用热手按摩下腹部，方法为：先从心下擀至脐，在脐周作圆形揉按数遍，再向下擀至耻骨联合（阴毛处之横骨）上方，再作圆形揉按数遍，然后将热手置于痛处片刻，重复上述动作，但在作圆形按摩时方向应与前次相反，如此反复按摩，每次10～15遍，早、晚各1次。

三是热熨法，即选用中药肉桂10克，干姜12克，小茴香10克，艾叶20克，陈皮20克，吴茱萸10克，木香15克等温热药适量，以水浸润炒热装袋，趁热温熨痛处，冷再加热，每次熨10～15分钟。

四是服益母草膏1匙，每日3次，以化瘀止痛。

五是加强食疗，即可选用生姜红糖汤、醪糟蛋、益母草煮醪糟、当归生姜羊肉汤、羊肉桂心汤。小腹胀痛、胸胁胀满者，可多食橘柑、金橘饼、韭菜，忌食生冷瓜果、饮料。

六是新妈妈应保持心情愉快，避免各种精神刺激。

七是注意保暖防风，尤其要保护下腹部，忌用冷水洗浴。

八是不可久站、蹲下、久坐、一种姿势睡卧，这些体位持久容易造成盆腔瘀血，应注意随时改变体位，适当活动。

注意：腹部热敷、热熨应在产后第二天以后进行，以免子宫肌肉松弛造成出血过多。

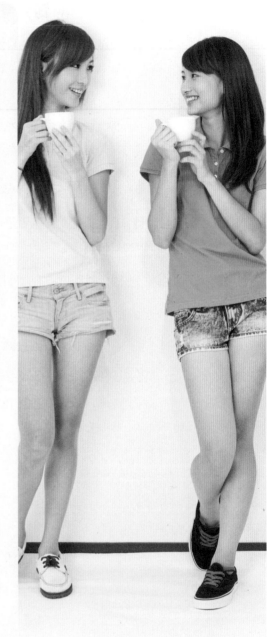

# 怎样防治产后盆腔静脉曲张

盆腔静脉曲张，是指盆腔内长期瘀血、血管壁弹性消失、血流不畅、静脉怒张弯曲的一种病变。主要症状为下腹部坠痛，平卧时减轻，此外，常伴以腰骶部疼痛、月经过多及白带增加。防治方法有以下几种：

◎产后要注意卧床休息，随时变换体位，避免长时间的下蹲、站立、坐等姿势。

◎保持大便通畅，若有便秘发生，应早、晚服蜂蜜1匙，多吃新鲜蔬菜、水果。

◎经医院确诊为盆腔瘀血后，常按摩下腹部，用手掌在下腹部作正反方向圆形按摩，并同时在尾骶部进行上下来回按摩，1日2次，每次10～15遍。

◎用活血化瘀、芳香理气的药物热熨，可选川芎、乳香、广香、小茴香、路路通、红花等各15克，炒热后装布袋中，熨帖下腹部、腰脊和尾骶周围。

◎做缩肛运动，即将肛门向上收缩，如大便完了时收缩肛门一样，每天做5～6次，每次收缩10～20次。

◎平卧床上，两脚踏床，紧靠臀部，两手臂平放在身体的两侧，然后腰部用力，将臀部抬高、放下，每天做2次，每次20遍左右，以后可逐渐增加。

◎手扶桌边或床边，两足并拢做下蹲、起立运动，每天2次，每次做5～10遍。

◎如果症状较严重者，除做以上锻炼外，还可采用膝胸卧位，即胸部紧贴床，臀部抬高，大腿必须与小腿呈直角，每天2次，每次15分钟左右，这种姿势可使症状很快缓解。

◎卧床休息时，最好采取侧卧位。

◎在可能的情况下，卧床时可采取头低脚高的体位。

# 怎样预防产后腰腿痛

产后腰腿痛的主要表现多以腰、臀和腰骶部疼痛日夜缠绵为主，部分患者伴有一侧腿痛。疼痛部位多在下肢内侧或外侧；有的可伴有双下肢沉重、酸软等症。此病因骶髂韧带劳损，或骶髂关节损伤所致。主要原因如下：

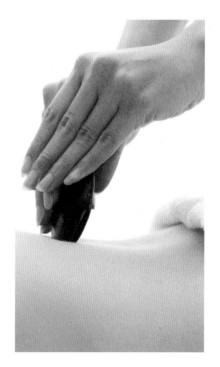

1. 产后休息不当，过早的久站和久坐，致使新妈妈妊娠时已松弛的骶髂韧带不能恢复，造成劳损。

2. 新妈妈在分娩过程中引起骨盆各种韧带损伤，再加上产后过早劳动和负重，增加了骶髂关节的损伤机会，引起关节囊周围组织粘连，妨碍了骶髂关节的正常活动所致。

3. 产后起居不慎，腰骶闪挫以及腰骶部先天性疾病，如隐性椎弓裂、骶椎裂等诱发腰腿痛，产后更剧。

预防措施有两条：一是新妈妈产后要注意休息和增加营养，不要过早久站和久坐，更不要过早劳动和负重；二是避风寒，慎起居，每天坚持做产后操，能有效预防产后腰腿疼。

● ● ● ● ⊕

## 金牌月嫂经验分享

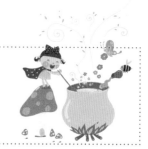

一般来说，产后腰腿疼痛经过几个月到 1 年，疾病会自然缓解。如果长期不愈，可采用推拿、理疗等方法治疗，并遵医嘱服用消炎止痛药。

# 怎样预防产后颈背酸痛

有一些新妈妈在给宝宝喂奶后，常感到颈背酸痛，随着喂奶时间的延长，症状会愈加明显，这是哺乳性颈背酸痛症。

## 引起颈背酸痛的原因

◎新妈妈不良的姿势。一般哺乳母亲在给小孩喂奶时，都喜欢低头看着小孩吮奶，由于每次喂奶的时间较长，且每天数次，时间长了，就容易使颈背部的肌肉紧张而疲劳，产生酸痛不适感。有的人为了夜间能照顾宝宝，习惯固定一个姿势睡觉，造成颈椎侧弯，引起单侧的颈背肌肉紧张疲劳，也会引起颈背酸痛。

◎女性生理因素与职业的影响。由于女性颈部的肌肉、韧带张力与男性相比显得相对较弱，尤其是在产前长期从事低头伏案工作的女性（如会计、打字员、编辑、缝纫师），如果营养不足，休息不佳，加上平时身体素质较差，在哺乳时就更容易引起颈、背、肩等部位的肌肉、韧带、结缔组织劳损，而引发疼痛和酸胀不适。

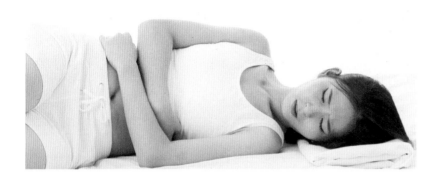

◎自身疾病的影响。一些人由于乳头内陷、婴儿吮吸时常含不稳乳头，这就迫使做母亲的要低头照看和随时调整婴儿的头部，加之哺乳时间较长，容易使颈背部肌肉出现劳损而感到疼痛或不适。此外，哺乳母亲患有某些疾病，如颈椎病，也会加剧神经受压的程度，导致颈背酸痛。

### 颈背酸痛的预防措施

◎及时纠正不良喂奶姿势，避免长时间低头哺乳。

◎在给宝宝喂奶过程中，可以间断性地做头后仰、颈向左右转动的动作。夜间不要习惯于单侧睡觉。平时要注意活动颈部。

◎要在孕期及时治疗颈椎病，消除诱因。

◎注意颈背部保暖，夏天避免电风扇、空调直接吹头颈部。

◎加强营养，必要时进行自我按摩，以改善颈背部血液循环。

## 怎样缓解产后手指、腕部疼痛

在分娩时，新妈妈抵抗力较差，加之产后气血两虚，容易使风寒滞留于肌肉和关节中，又因照顾宝宝及家务劳累，使得肌肉关节受到损伤，引起伸腕肌腱炎和腕管综合征。

### 伸腕肌腱炎

其引起的疼痛，以大拇指和手腕交界处最为明显，特点为腕部酸痛或疼痛，握拳或做拇指的伸展动作时，如写字、握筷子、举杯子及拿奶瓶等活动时会使疼痛加剧，在手腕上能见到条索状肿胀物，如不及时治疗和休息，疼痛会日益加重。

### 腕管综合征

是因手臂正中神经在腕管内受累于发炎肿胀的肌肉，引起手指疼痛麻木。开始仅表现为刺痛，经常在睡眠中痛醒，然后活动一下手指会很快消失。但若不及时治疗，数月后还会出现手掌内外肌肉萎缩。

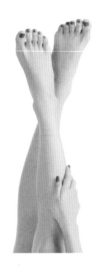

对上述两症，可采取以下方法缓解：

◎月子里注意避免不要着凉，室内保持干燥通风，温度不可太低。洗浴时应注意水温不要过低，时间不要过长。

◎不要过于劳累，手腕和手指疼痛时必须注意休息，减少家务活动。

◎月子里少吃酸性食物。同时要少饮酒，以免加剧疼痛。

◎疼痛一发生，应及时去医院就医。在医生的指导下合理用药，千万不要自行用力按摩疼痛处。可适当采用自我热敷的方法，减轻疼痛。热敷用热毛巾，如能加上一些补气养血、通经活络、祛风湿的中草药，则效果更佳。

## 如何预防产后足跟痛

有些新妈妈在产后出现足跟痛，很多人误以为是在月子里受了风寒所致，这种认识是错误的。新妈妈足跟痛，是由于脚跟脂肪垫退化所引起的。足跟部有坚韧的脂肪垫，对体重的压力和行走活动时的振动，能起到缓冲作用。但新妈妈在坐月子期间，由于活动减少，甚至很少下床活动行走，致使足跟部的脂肪垫变得薄弱，会出现退化现象。一旦下地行走，由于退化的脂肪垫承受不了体重的压力和振动，即会出现脂肪垫水肿、充血而引起疼痛。由此看来，不常活动才会导致新妈妈足跟痛。

产后要充分休息，但并非必须长时间卧床。产后如无特殊情况，应及早下床活动、散步，并做些产后保健操等运动。这样既能避免发生足跟疼痛，又有利于产后身体的恢复。如果不慎患了足跟痛，可以采用一些热敷等方法缓解。热敷用热毛巾即可，如能加上一些补气养血、通经活络、祛风湿的中草药，效果更佳。

## 产后尿路感染有何症状

产前由于膀胱受压，产后膀胱肌肉的收缩力暂时不能恢复，即会引起尿潴留。如不注意产褥卫生，就容易发生膀胱炎和肾盂肾炎，其症状如下：

### 膀胱炎

产褥期膀胱炎多数由大肠杆菌感染引起，典型症状是尿频、尿急及尿痛。尿液检查表明，有大量的白细胞及细菌，但无蛋白。在尿沉渣中常可见到红细胞，偶尔肉眼可见到血尿。感染可向上蔓延，导致肾盂肾炎。

### 急性肾盂肾炎

患病率为 0.5% ～ 2%，多为双侧性，如为单侧则以右侧肾盂肾炎较多见。常见的是细菌从膀胱向上蔓延或通过血管与淋巴管直接感染的结果。典型症状为发病急，可能先有轻度的膀胱刺激症状或血尿，继而寒战高热，一侧或两侧肾区出现叩击痛。

治疗方法有：静卧休息、纠正便秘、多喝开水、食用易消化少刺激的食物、用抗生素治疗，也可选用清热解毒、利尿通淋的中草药治疗。

## 产后排尿困难怎么办

许多新妈妈，尤其是初产新妈妈，在分娩后一段时间内会出现小便困难，有的新妈妈膀胱里充满了尿，但想尿又尿不出来；有的新妈妈即使能尿，也是点点滴滴地尿不干净；还有的新妈妈膀胱里充满了尿，却毫无尿意。

产后排尿困难是一件很难受的事，如果新妈妈产后发生小便困难，可采取以下方法处理：

◎最好在产后 2 小时主动排尿，不要等到有尿意时再排。排尿时要增加信心，精神放松，平静而自然地去排尿，特别要把注意力集中在小便上。

◎如不能排出尿液，可在下腹部用热水袋热敷，或用温水熏洗外阴和尿道周围，也可用滴水声诱导排尿。

◎在医生指导下做仰卧起坐运动，每天做 3 ～ 4 回，每回重复 10 ～ 20 次，促进血液循环，解除盆腔瘀血，改善膀胱和腹肌的功能。

◎为促进膀胱肌肉收缩，可针灸关元、气海、三阴交等穴位；灸取百会穴；也可用拇指按压关元穴，持续 1 分钟即可排尿。

◎可取中药沉香、琥珀、肉桂各 0.6 克，用开水冲服。

◎若以上方法仍无效，就要在无菌操作下行导尿术，并将导尿管留置 24 ～ 48 小时，使膀胱充分休息，待水肿、充血消失后，张力会自然恢复，即可自行排尿。拔尿管前要有自主排尿的训练，自主排尿恢复，方可拔尿管。

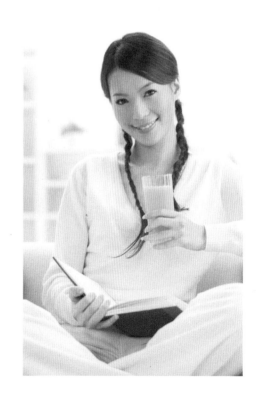

## 如何防治产后尿失禁

排尿动作既受神经系统的控制，又需要有很多肌肉群参与，如盆底肌、腹部肌。女性在分娩时，无论是自然分娩还是阴道手术助产，盆底的肌肉、筋膜以及腹肌都有较大的伸展，或因撕裂而变得松弛、软弱、弹性下降，特别是会阴有伤痕的新妈妈，更会影响肌肉的收缩，因而使很多新妈妈在分娩后出现尿失禁。

尿失禁表现有：每天排尿8次以上，但总感觉排尿不净；夜尿频繁，忍尿有困难；做一些运动和动作（如跳跃、大笑、咳嗽、打喷嚏）时，会身不由己地有尿液流出。

新妈妈在生活中应多加注意：如果有慢性咳嗽，咳嗽时宜双手抱住腹部，以减轻腹腔压力；平日宜多饮水，增强膀胱肌肉的弹性；要多吃新鲜蔬菜、水果，以改善便秘，减轻腹压对盆底肌肉的压力；有尿时及时排尿，避免经常忍尿而造成膀胱韧性下降，加重尿失禁；产后不要久蹲、久站、坐矮凳，以免加大对盆底肌肉的压力；会阴部有伤口时，应少吃姜、醋等辛辣刺激性食物，避免伤口愈合不良而影响盆底肌。另外，可以做保健操以纠正尿失禁，促使盆底肌肉和松弛的腹壁恢复张力，促进肌肉弹性复原，增强收缩力，提高膀胱的收缩功能，利于膀胱排空，从而改善尿失禁。

## 产后为何容易发生便秘，如何防治

新妈妈分娩后最初几天，往往发生便秘，有时三五天不解大便，或者大便困难，引起腹胀、食欲缺乏。严重者，还会导致脱肛、痔疮、子宫下垂等疾病。引起产后大便困难的常见原因有以下几点：

◎由于妊娠晚期子宫长大，腹直肌和盆底肌被膨胀的子宫牵拉，甚至部分肌纤维断裂；在产后，腹肌和盆底肌肉松弛，收缩无力，腹压减弱，加之新妈妈体质虚弱，排大便时用不出力气，又不能依靠腹压来协助排便，排大便自然发生困难。

◎新妈妈在产后几天内因卧床休息，活动减少，影响肠管蠕动，不易排便。

◎新妈妈在产后几天内的饮食单调，往往缺乏纤维素类食物，尤其缺少粗纤维，减少了对消化道的刺激作用，也使肠蠕动减弱，影响排便。

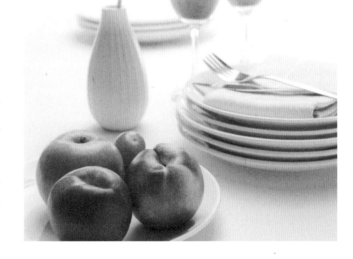

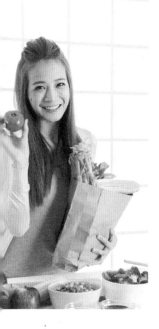

### 🐹 防治产后便秘的措施

一是新妈妈应适当地活动，不能长时间卧床。产后头两天应勤翻身，吃饭时应坐起来。两天后应下床活动。

二是在饮食上，要多喝汤、饮水。每日进餐应适当配加一定比例的杂粮，做到粗、细粮搭配，力求主食多样化。在吃肉、蛋食物的同时，还要吃一些含纤维素多的新鲜蔬菜和水果，比如黑木耳、芝麻酱等。

三是平时应保持精神愉快，心情舒畅，避免不良的精神刺激，因为不良情绪能使胃酸分泌量下降、肠胃蠕动减慢。

四是用黑芝麻、核桃仁、蜂蜜各60克，制成药剂服用。方法是先将芝麻、核桃仁捣碎，磨成糊，煮熟后冲入蜂蜜，分每日2次服完，能润滑肠道，通利大便。

用上述方法效果不明显者，可服用养血润燥通便的"四物五仁汤"，即当归、熟地各15克，白芍10克，川芎5克，桃仁、苦杏仁、火麻仁、郁李仁、瓜蒌仁各10克，水煎，分2次服用。

● ● ● ●

## 金牌月嫂经验分享

一旦发生便秘不要急，可多吃些蔬菜、水果，多喝些水，能使粪便软化，容易排出。也可采取食疗法，润肠通便，如睡前饮1小杯蜂蜜水，每天早晨空腹吃香蕉1～2根，每晚空腹吃带籽水果1～2个，如猕猴桃、草莓等。三餐喝粥，均可缓解便秘。必要时，可在医生指导下服用果导片或用甘油栓、开塞露，均能见效。

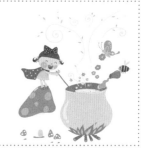

## 新妈妈为何易发肛裂，如何预防

虽然肛裂不是新妈妈独有的病症，但是产后妇女的肛裂发病率确实很高。肛裂是肛管内的齿状线下部反复损伤和感染，导致皮肤全层裂开后，因未得到及时处理，裂口反复感染后形成的一种慢性感染性溃疡。虽说肛裂不算大病，但给患者所造成的肉体痛苦和精神负担也是很大的。

### 发生肛裂的原因

怀孕后由于胎儿逐渐生长发育，子宫体也随之扩大，向下压迫盆腔，使血液在盆腔静脉丛内瘀积，血液回流受阻，造成肛门周围组织水肿，抵抗力下降；加之，有的新妈妈活动量很小，胃肠蠕动缓慢，粪便在肠内停留时间过长，水分吸收过多，粪便干硬，排便时容易造成肛裂；还有的新妈妈产后吃鸡蛋过多，胃肠道内由产前的多渣食物突然变为少渣食物，因此出现便秘，大便困难，易发生肛裂。一般新妈妈肛裂在产后半个月内发生的占一半以上。

### 预防肛裂的措施

◎产后应保持肛门部位清洁，每次大便后用温水轻轻擦洗肛门，养成良好的卫生习惯。

◎长时间的坐位可因腹中压力向下压迫，使肛门血管瘀血，肛周围组织水肿、脆弱，容易造成损伤，因此孕妇和新妈妈要避免久坐。有条件时可经常做提肛运动，即做连续有节奏的"下蹲—站立—再下蹲"动作，每次做1～2分钟，每日做2～3次，以加强肛门括约肌收缩，促进局部的血液循环，防止瘀血。

◎少吃辛辣刺激的食物，以防加重肛周水肿症。

◎发生便秘，不要强行排便。应先由肛门注入适当的开塞露、甘油栓等润滑药物，以利大便顺利排出，避免造成肛门裂伤。

◎发生肛裂后，每日要进行局部清洗或坐浴，尤其在大便后，能防止伤口感染，促使伤口尽快愈合。对肛裂痛者，可用1%的普鲁卡因进行局部封闭，久治不愈者，要去医院行手术治疗。

## 怎样防治产后外阴发炎

新妈妈外阴部常因局部皮肤损伤和产后调养失宜，引起细菌感染而发炎。急性外阴发炎时，严重的会引起发热、腹股沟淋巴结肿大、压痛等。如果急性期发作较轻，未能引起重视，可能转为慢性，造成局部皮肤粗糙，外阴瘙痒，影响到以后的工作、学习和生活。防治方法有如下九种，请分别对症选用：

◎产后经常保持外阴皮肤清洁，大小便后用纸擦净，应由前向后擦，最后擦肛门部位。大便后最好用温开水冲洗外阴，每天用1∶5 000的高锰酸钾液冲洗1次。

◎恶露未净应勤换卫生巾，勤换内裤。内裤要穿舒适透气的棉织品，这对保持外阴清洁非常重要。若局部有创伤、擦损，可用金霉素软膏（或眼膏）、红霉素软膏涂擦局部。

◎在月子里一定要尽早下床活动，这样不但可以增强子宫收缩，促进恶露排出，还可以预防和减少产后发炎，促进早日康复。

◎讲究月子里的卧姿。对于有外阴部裂伤或有外阴部切口的新妈妈，躺卧时，要卧向没有伤口的一侧，这样可以减少因恶露流入伤口而引起感染的机会。

◎如果发现外阴部有红色小点凸起，可在局部涂些2%浓度的碘酒。注意只能涂在凸起的部位，不要涂在旁边的皮肤上。少数人对碘酒过敏，不能涂擦。如果是脓点，可用消毒针头挑破，用消毒棉擦去脓液。

◎如果外阴部出现红、肿、热、痛的症状，局部可用热敷。用蒲公英50克，野菊花50克，黄柏30克，大黄10克，煎水，洗涤外阴。也可口服磺胺、螺旋霉素等抗生素。

◎如果局部化脓，除上述处理外，可用蒲公英30克，大黄15克，煅石膏30克，熬水，坐浴。

◎如果患慢性外阴炎，局部瘙痒时，可用1∶5 000的高锰酸钾溶液坐浴。最好不要用热水烫洗，因反复烫洗，有可能使局部皮肤受到损伤，过后愈来愈痒。

◎患外阴炎后应忌食辛辣刺激、醪糟等类的刺激性食物，宜吃清淡食物。

## 乳汁淤积怎样预防

新妈妈乳房肿胀、疼痛常给身体带来不适，并因而失去母乳喂养的信心，出现这种状况需及时寻找原因。当乳腺不断分泌乳汁时，如遇到乳腺管不够通畅，使乳汁不能及时排出而淤积在乳房内，就会导致乳房充盈、硬结、胀痛，有时在乳房部可摸到大小不等的硬块。可通过以下办法预防乳汁淤积：

◎产后30分钟内及早喂奶。

◎要有正确的喂养姿势，使宝宝"含接"良好，这样既能使宝宝吃到更多的奶，又解决了乳房胀痛的问题。

◎提倡按需喂养，婴儿肚子饿和母亲感到乳房胀满时就进行哺乳，不规定喂奶次数和时间。

◎如果宝宝实在不能吃空，多余的奶可以吸出。

◎尽早纠正可造成哺乳困难的乳头内陷、内翻等症。

◎掌握好新妈妈发奶食物，如鱼汤、鸡汤等的进食量。

● ● ● ● ●
## 金牌月嫂经验分享

造成乳汁淤积的原因主要有：乳汁分泌过多；产后未能哺乳；喂养姿势不正确导致乳头皲裂，不敢喂奶，乳房就更膨胀，乳汁蓄积在乳房中，宝宝也吃不饱；每次喂奶让宝宝吃后，乳房仍有许多的存奶，使乳房不能经常排空；不是按需喂养，盲目按时喂养，使乳房蓄奶过多。

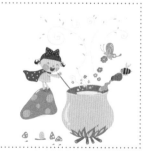

## 产后脱发怎么办

产后脱发现象在医学上叫做分娩性脱发。有35%～40%的妇女，在坐月子中会有不同程度的脱发现象，这是因为头发也像人体其他组织一样，需要进行新陈代谢，不必忧虑。一般来说，人的头发每隔5年就要全部更换一次，由于头发的更换是分期分批进行的，所以人们往往觉察不到。

### 产后脱发的原因

女性头发更换的速度与体内雌激素水平的高低密切相关。雌激素增多，脱发的速度减慢；雌激素减少，脱发的速度加快。怀孕以后，体内雌激素增多，头发的寿命延长了，部分头发便"超期服役"，分娩以后，体内雌激素恢复正常，那些"超期服役"的头发就纷纷"退役"。另外，有的初产新妈妈分娩后精神上受到不良刺激，情绪低落、消沉，也会诱发产后脱发。还有的人在怀孕期间饮食单调，加上母体和胎儿对各种营养素的需要量增多，如不及时补充，在分娩后造成体内蛋白质、钙、锌、B族维生素的缺乏，就会影响头发的正常生长与代谢，使头发枯黄、易断和脱落。

### 防治产后脱发的方法

产后脱发是一种暂时的生理现象，旧发脱落之后，新发就会长出，脱发也就不治自愈，不必有思想负担。

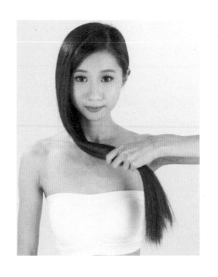

图注：产后脱发是一种暂时的生理现象，旧发脱落之后，新发就会长出，不必有思想负担。

如果为此忧心忡忡，反而会加重脱发的程度。为预防和减少脱发，新妈妈怀孕期和哺乳期应当心情舒畅，保持乐观情绪，注意合理饮食，多吃富含蛋白质的食物，多吃新鲜蔬菜、水果及海产品、豆类、蛋类。还可以经常用木梳梳头，或有节奏地按摩头皮；经常洗头，以刺激头皮，促进头部的血液循环。一旦发生产后脱发，可在医生指导下适当服一些补血的药物，如何首乌、覆盆子，以及谷维素、B族维生素、钙剂、养血生发胶囊等药物。

## 如何防治新妈妈牙齿松动

由于妊娠后期胎儿在体内的迅速生长发育，加上产后哺乳以维持宝宝的生长需求，这两个阶段孕（新）妈妈对各种营养物质，尤其是钙的需求明显增多。母乳中钙的含量比较稳定，当膳食中摄入钙不足时，母体骨骼中的钙将被动用，以维持乳汁中钙含量的恒定。此阶段哺乳母亲饮食中营养物质补充不足或缺乏，均会导致哺乳母亲的骨质因钙耗损变软，牙槽骨也会疏松软化，出现牙齿松动、咀嚼无力。此外，若新妈妈在月子里不能正常刷牙，牙上的污垢不能及时清除，也会增加龋齿、牙周炎等口腔疾病的发生率，从而使牙齿松动加重，甚至造成牙齿脱落。

中医认为"肾主骨，生髓"。骨赖于髓充分滋养而坚固有力。齿为骨之余，齿与骨的生长均需肾精的充分滋养。所以，肾精气充足者，牙齿一般较坚固。如孕（新）妈妈禀赋不足，加上妊娠后期及产后哺乳需要更多营养物质，如果补充不足，此时会更加亏虚，因而发生牙齿松动。

临床上可给予归肾丸加味，水煎服，每日 1 剂，共服 1 ~ 2 周。饮食中要增加钙的摄入量。多吃含钙多的食物，如牛奶及乳制品、虾皮、海带、豆类、贝壳类、芝麻酱等，并注意口腔清洁卫生，必要时补充钙剂及维生素 D 等，并进行适当的户外活动。这样，就可以防止牙齿松动。

## 乳腺炎是怎样引起的

急性乳腺炎又常被人们称作"奶疖"，一般来说，第一次生宝宝的新妈妈最容易在产后患急性乳腺炎。

### 致病原因

乳汁淤积是发生急性乳腺炎的根本原因。导致乳汁淤积的主要原因是乳汁分泌多，婴儿吸吮少，不能一次排空。其次是因为初产新妈妈的乳头皮肤娇嫩，耐受不了婴儿吸奶时对乳头的刺激，常造成乳头组织损伤，形成乳头皲裂。

尤其是乳头短，乳头状况不良的，更容易出现乳头裂口。之后因婴儿吸吮乳头时引起剧痛，所以喂奶时间就短，甚至不敢再让婴儿吸吮乳头，这便使大量乳汁淤积在乳腺内，以致乳汁在乳腺内逐渐分解，分解后的产物最适合细菌生长。此时假如化脓性细菌从乳头裂口侵入，将会在乳腺内迅速大量繁殖，便引起乳腺炎。

新妈妈得了乳腺炎以后，要及时进行治疗，尽早控制，使其不发展为化脓性乳腺炎。这样不但哺乳母亲少受苦，婴儿的喂养也会得到保证。

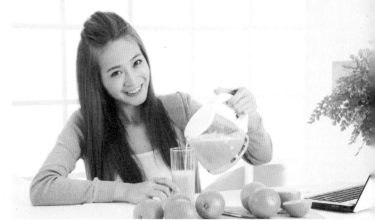

# 乳腺炎的治疗方法有哪些

## 暂停喂奶

用吸奶器或手挤出乳汁，避免乳汁残存引起新的感染。

## 采取有效的验方治疗

这方面的验方在民间流传得比较多，有些有效，有些则缺乏科学道理，如果不慎，采用的验方无效，就会贻误患者。这里介绍几个经过临床实验疗效较好的验方，可供使用：

第一，干蒲公英 20 ～ 25 克（或鲜草 50 克），栝楼 15 克，没药 15 克，连翘 15 克，青皮 15 克，共煎水内服，发高热时第 1 天服两剂，从第 2 天起，每天 1 剂。同时用鲜蒲公英捣烂成泥，外敷硬块处，外敷每隔 12 小时换 1 次。

第二，蒲公英鲜草 50 克，煎水内服，一剂煎 3 次，开始每天服 2 次，从第 3 天起每天服 1 次。同时用鲜蒲公英鲜草捣烂外敷。

第三，刚开始畏寒发热时，可用栝楼仁、陈皮、天花粉、黄芩、生栀子、连翘（去心）、皂角刺、金银花、甘草（生）各 10 克，青皮、柴胡各 5 克，煎水，服时加白酒或黄酒一小杯，饭后 1 次服，1 日 1 剂。

第四，当乳腺出现硬块时，可用青皮 10 克，陈皮 10 克，栝楼仁 7 克，穿山甲 10 克，金银花 15 克，连翘 15 克，甘草 10 克（半生半炙），煎水内服，每天 1 剂。同时外敷鱼石脂软膏。

第五，如果乳房已发生跳痛，说明已经开始化脓。这时应该去医院就医，同时可用党参 20 克，穿山甲 10 克，白芷 10 克，升麻 10 克，甘草 5 克，当归 15 克，黄芪 20 克，皂角刺 5 克，青皮（炒）5 克，煎水内服，每天 1 剂。

## 西药治疗

可注射或口服青霉素、红霉素等，但必须在医生指导下用药。如已化脓，应到医院请医生诊治。

### 热敷

当发现有乳腺炎时，就要进行热敷。用干净毛巾，在热开水中泡过，试着热敷。无论乳腺炎发展到何种程度，此法都有消炎去肿的效果。

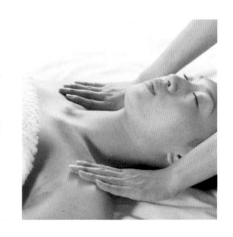

红外线可促进局部血液循环，有利炎症的吸收消散。

## 怎样预防乳腺炎

产后 30 分钟内及早喂奶。

防止乳头皲裂。乳头皮嫩、内陷、扁平和不洁是造成乳头皲裂的主要诱因。妇女妊娠后一定要每天用温开水擦洗乳头，使乳头皮肤变厚。如果乳头发育不好或内陷，在擦洗乳头后，需将乳头轻轻往外提拉。这样，可增强乳头皮肤的耐力，使乳头外突，保持乳头清洁。产后每次喂奶前，用温开水擦洗乳房及乳头，要有正确的哺乳姿势，婴儿应将乳头及大部分乳晕含入口中，每次喂完奶后，将乳汁涂于乳头上。此外，不要让宝宝含着乳头睡觉，否则乳头被浸软也易破。

防止乳汁淤积。每次哺乳时，必须让宝宝吸尽乳汁。要是新生儿食量小，乳汁吸不完，应用吸乳器吸尽或挤掉。如果乳房有硬块，需作局部热敷，促使软化，再用吸乳器将乳汁吸出。

提倡按需喂养，不规定喂奶次数和时间。

断乳前先逐步减少哺乳次数，再行断乳，防止乳汁淤积而发炎。

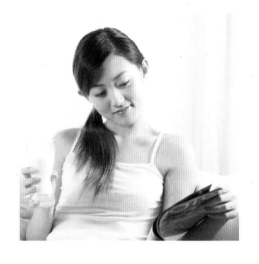

图注：产后乳汁自出的原因，多为气虚、中气不足。

## 产后漏奶怎么办

有的新妈妈产后不久，乳汁成天不断外流，民间俗称"漏奶"。

漏奶是指乳房不能储存乳汁，随产随流的意思。医学上称为产后乳汁自出，属于病理性溢乳，需要治疗。这种漏乳不但使婴儿得不到母乳喂养，而且给新妈妈带来很多苦恼，新妈妈常常穿不上干净的衣服，还容易发生感冒。但有的新妈妈因气血旺盛，乳汁生化有余，乳房充满，盈溢自出，则不属病态，应当分辨清楚。

产后乳汁自出的原因，多为气虚、中气不足，不能摄纳乳汁，而致乳汁自出；或因产后情志不畅，过于忧愁、思虑、悲伤，使肝气抑郁、气郁化火、肝经火盛，迫使乳汁外溢。应根据病因采取不同的方法：

一是若因气虚不固者，宜加强食疗，可选用补气、益血、固摄的药膳。如芡实粥、扁豆粥、人参山药乌鸡汤、黄芪羊肉粥、黄芪当归乌鸡汤等。

二是若属于情志不畅、乳汁自出者，新妈妈尤当注意调理情志，宜慎怒、少忧思、断欲望，避免各种刺激因素等。

三是乳汁自出者，除求医治疗外，还应当注意勤换衣服，避免湿邪浸渍。冬天可用 2～3 层厚毛巾包扎乳房；或用煅牡蛎粉均匀地撒于两层毛巾中间，使药粉厚如硬币时以包扎乳房，加强吸湿的作用。

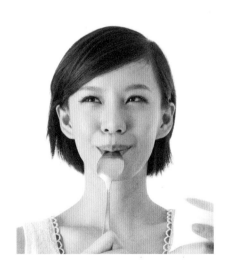

## 产后中暑怎样防治

夏季分娩的新妈妈要特别注意防中暑，对此，需要做好如下几点：

### 居室要讲究卫生

要勤打扫，保持清洁；要经常打开门窗，通风透气。新妈妈的床位放置要注意避开"穿堂风"的位置，床上可铺凉席。新妈妈也可以使用扇子，或用电扇吹风，但不可直吹。

### 注意个人清洁卫生

分娩 1 周后，每天都应该用温水擦洗身体，有条件的可以进行淋浴。身穿宽大柔软又吸汗的衣服，不要穿得过多，不要穿不透风散热的尼龙衣服。

### 多吃易消化、营养高的食物

多吃水果、蔬菜，尤其可以吃西瓜，因为西瓜有降温、利尿、补充水分的功能。尽量多喝些温开水或淡盐水，也可喝绿豆汤、菊花茶、金银花露等解暑之品。

### 及时治疗

如果在暑天新妈妈出现发热、口渴、心慌、恶心、头晕等症状，不要拖延，要及时采取措施，立即把新妈妈转移到阴凉通风处，解开衣服，给以藿香正气水、十滴水等，体温上升者可采用物理降温；如放置冰袋、电风扇轻吹，或给予解热药物退热。经上述处理后，如症状仍不能缓解，并持续发热，伴有呕吐、腹泻、说胡话、面色苍白等症状，应立即送医院抢救，千万不可延误。

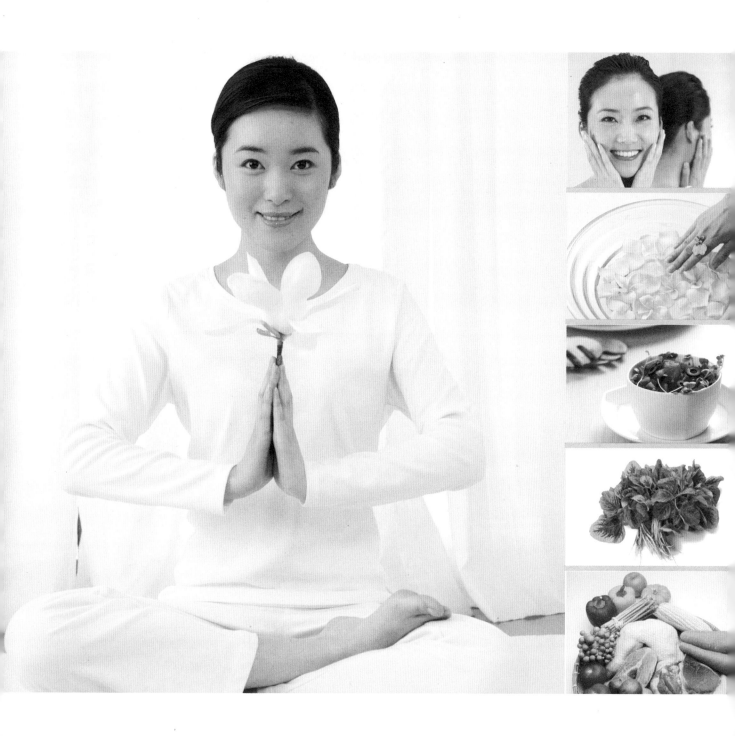

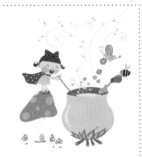

健康
月子餐

# 月子里的饮食细节与宜忌

## 分娩后的饮食怎样安排

产后第一餐，以易消化的流食或半流食为主，如红糖水、藕粉、蒸蛋羹、小米粥等。

产后第二餐，如果新妈妈胃肠消化功能较好，就可开始进食普通饮食，如煮鸡蛋、蒸蛋羹、较软的汤面、蔬菜汤等。

产后最初几天，由于新妈妈的胃肠蠕动功能较弱，活动也较少，不宜食用太多油腻的食物，以免引起消化不良等问题。

每天应少量多餐，可以在原来一日三餐的基础上加早点、午点和夜宵。

● ● ● ●

### 金牌月嫂经验分享

各种汤品是产后新妈妈的必备饮食。在产后的最初几天并不适合给新妈妈进补各种荤汤，最好以豆腐汤、蔬菜汤为主。7天后再逐渐添加鸡汤、猪蹄汤、鱼汤、排骨汤等滋补汤，这些汤不仅能促进新妈妈的体能恢复，还有助于刺激乳汁的分泌而起到催乳的作用。如果新妈妈某一种汤喝腻了，还可将多种汤品互相调换着喝。

## 喝催奶汤不宜过早

传统观点认为，产后新妈妈奶水较少，为了让宝宝早点吃上奶，新妈妈要多喝营养汤，以便尽快下奶。事实上，刚刚完成分娩的新妈妈催奶应慎重，并不适合马上进补猪蹄汤、鸡汤等营养汤。

分娩后，要想顺利下奶，必须让乳腺管全部畅通。如果在乳腺管没有全部畅通时，就开始进补各种催奶营养汤，而此时宝宝吃得较少，那么分泌出的多余乳汁就会堵在乳腺管内，严重者甚至会引起发热、急性乳腺炎等。因此，在产后的最初一段时间，必须先通过新生儿吸吮乳头使乳腺管全部畅通，同时宝宝的吸吮还能促进催乳素的分泌，新妈妈的乳汁量会逐渐增加。等到新妈妈的乳腺管全部畅通后再进补营养汤也不迟。

另外，分娩中新妈妈的体力消耗很大，胃肠肌张力及蠕动也会减弱，往往需要一周左右的时间才能恢复，在这段时间里，新妈妈不宜进食油腻的鸡汤、鱼汤等营养汤。一周之后，再增加富有营养的汤品，以帮助下奶。

### 金牌月嫂经验分享

在煲汤时，应除去汤中的浮油，这样既能避免引起宝宝肠胃不适，也有助于新妈妈保持身材。

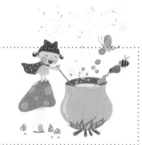

## 剖宫产后要先排气再吃东西

剖宫产术后的新妈妈消耗体力多，为了促使新妈妈恢复健康，更需重视饮食调理。新妈妈在剖宫产后 6 小时内应平卧禁食，即便口渴也不能喝水，目的是减少腹胀。如果口渴得难受，家人可以用一根棉棒蘸上温开水，将新妈妈的嘴唇滋润一下。

6 小时以后可饮用一杯温开水，以增强肠蠕动，促进排气。新妈妈排气后才可进食，饮食可由流质慢慢过渡到半流质，食物宜富有营养且容易消化。可以选择鸡蛋汤、粥、面条等，然后依新妈妈的体质，再将饮食逐渐恢复到正常。

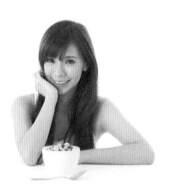

# 产后饮食五要点

## 每餐饮食量不宜过多

产后经常饮食过量，并不利于产后恢复，而且还会让新妈妈在孕期体重增加的基础上进一步肥胖。对于母乳喂养的新妈妈而言，饮食量比孕期稍增即可，千万不要每顿饭都吃到撑。

## 多摄入流质及半流质饮食

对于哺乳的新妈妈而言，乳汁的分泌会增加新妈妈对水分的需要量。此外，新妈妈大多出汗较多，体表的水分挥发也比平时多。因此，新妈妈饮食中的水分可以多一点，如多喝汤、牛奶、米粥等。

## 食物种类应多样化

产后饮食不宜过于单一，不要偏食，以免造成营养不均或营养不良。除了过于寒凉、刺激的饮食外，其他各类食物最好都能摄取一些。食物的品种越丰富，营养就越均衡和全面。因此，新妈妈每周的菜谱应有多种花样且不断翻新，这样才有利于新妈妈的恢复以及宝宝的成长。需要提醒的是，在烹调方法上，最好选择蒸、炖、焖、煮等方式，避免采用煎、炸的方法。

## 食物应细软、易消化

产后由于体力严重透支，很多新妈妈会出现牙齿松动的情况，如果吃的食物过硬，不但不利于牙齿，也不利于消化吸收。因此，新妈妈的饭要煮得软一点，忌油炸及坚硬、带壳的食物。

## 饮食宜清淡

产后，新妈妈胃肠虚弱，不宜再像怀孕时那样为了满足口欲而无所顾忌。这时如果再吃一些重口味的食物，将会严重影响新妈妈的健康。比如，辛辣、酸涩的食物会刺激新妈妈虚弱的胃肠，引起便秘等不适；摄入过多甜食，会影响食欲，并造成脂肪堆积而引起产后肥胖，还容易造成新生儿腹泻；过咸以及盐渍的食物会影响新妈妈体内的水盐代谢；咖啡及含香辛料的食物可通过乳汁进入宝宝体内，影响宝宝的健康发育。

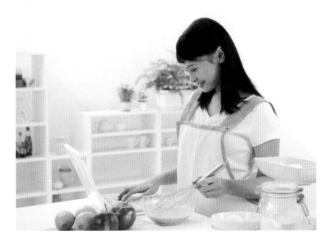

# 产后宜多吃哪些食物

### 含铁丰富的食物

产中及产后出血、哺喂等，都容易造成新妈妈贫血，因此月子里补铁显得尤为重要。平时可在日常饮食中多吃一些富含铁质的食物，如动物血、动物肝脏、瘦肉、蛋黄、鱼类等，可在一定程度上预防产后贫血。

### 富含蛋白质的饮食

蛋白质是新妈妈月子里必需的营养物质，也是乳汁的主要成分之一，因此新妈妈要比平时多摄入一些蛋白质。饮食中可多一些鸡、鱼、瘦肉、动物肝脏等富含优质蛋白的食物。但蛋白质不可过量摄取，否则会加重肝肾负担，还易造成肥胖，一般每天摄入 90 ~ 95 克蛋白质就足够了。

### 含钙丰富的食物

采取母乳喂养的新妈妈对钙的需求量很大，因此应注意补充。建议新妈妈每天至少喝 250 毫升牛奶，也可适量饮用酸奶；还要适量食用豆类食品；多选用奶酪、海米、芝麻等食物。如果对钙的需求较大，最好在医生的指导下补充钙剂。另外，新妈妈月子里还应适当晒太阳，以促进钙的吸收。

### 富含必需脂肪酸的食物

必需脂肪酸是宝宝大脑发育所必需的物质，尤其是不饱和脂肪酸，对宝宝中枢神经的发育特别重要。因此，哺乳妈妈为了保证必

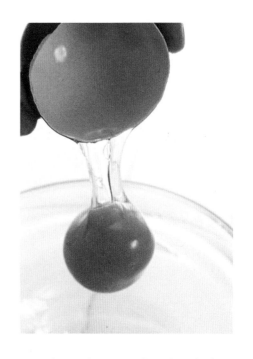

图注：产后营养要均衡，多吃富含铁质、钙质、蛋白质、必需脂肪酸的食物。

需脂肪酸的摄取，一定要多吃富含必需脂肪酸的食物，如鱼肉、牡蛎等。但必需脂肪酸的摄取也不能过量，否则会使乳汁中脂肪含量过高，造成宝宝腹泻、肥胖；哺乳妈妈本身也会发胖，甚至产生脂肪肝。

# 产后喝汤有讲究

我国有产后喝汤的传统，这一方面是由于产后吃流食、半流食有助于消化，另一方面，汤水可以更好地补充营养和水分，有利于补充体力、消除疲劳、增强免疫力、养血补虚，不少食材对乳汁的分泌有很好的促进作用，又被称为"下奶汤"。

## 喝汤的时机

产后头三天里，产妇的体力尚未恢复，虚不受补，此时如果大量喝高营养的鸡汤等进补，不仅达不到效果，反而会引起心烦燥热、大量流汗、乳汁淤积等问题。

所以，产后应先喝米汤、蛋花汤、豆腐汤、蔬菜汤、面汤等比较清淡的汤，肉汤、鱼汤等有滋补下奶功能的汤要 3 天后再开始喝。

## 喝肉汤不可过度

下奶汤要根据乳汁情况喝，如果喝得过多，容易引发乳汁淤积、乳房胀痛的问题。此外，高蛋白、高脂肪的浓汤喝得过多，也会使乳汁脂肪含量高，过于油腻，影响宝宝消化吸收，婴儿的大便中出现白色的"奶瓣"，甚至腹泻，就说明乳汁太油了，妈妈就要把饮食调整得清淡些。

再有，大量喝浓汤也容易使脂肪摄入过量，而影响母亲体型，使产后肥胖的概率增加，给日后的健康埋下隐患。

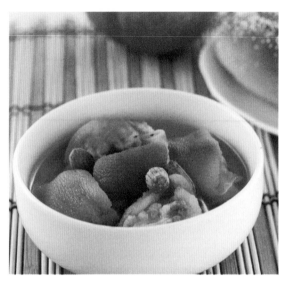

## 常用的食材

最好选用动物性原料熬汤，如鸡、牛肉、猪排、鲫鱼、黑鱼等。鱼汤、鸡汤、肉汤营养丰富，含有可溶性氨基酸、维生素和矿物质等营养成分，在用小火炖、煨、煲的过程中，蛋白质可发生变性、分解，某些氨基酸、多肽和含氮物质溶解在汤液中，使汤液醇浓、鲜美，营养更易被人体吸收，还能刺激消化液分泌，改善食欲，帮助消化，促进乳汁的分泌。

用大豆、花生、豆腐、蘑菇、青菜等植物性食物搭配肉类炖汤，可以起到蛋白质的互补作用，使营养更加全面，吸收率也提高了。而且，这些植物性食材本身也有补血、补气、提高免疫力的作用。

# 做月子汤时应注意什么

## 🧑 鸡汤

人们常把鸡汤和月子联系起来，是我国传统的产后补虚食品。鸡肉的营养丰富，味道鲜美，肉质细嫩，比其他肉容易消化吸收。而且鸡肉有温补作用，非常适合产后滋补。

首选乌鸡。乌鸡除了毛是白的之外，皮、肉、骨都是黑的，肉质细嫩，是滋阴补血、益气补虚的佳品。

中医认为老母鸡汤效果最好，但含有雌激素比较多，所以现在提倡吃公鸡。我们建议是混搭，公鸡、母鸡都可以吃，但不要盯着一种天天吃、顿顿吃。

## 🧑 鱼汤

鱼汤味道非常鲜美，而且脂肪含量相对较少，蛋白质含量很高，微量元素也特别丰富，既能满足产后营养需求，又可避免产后肥胖的发生。

鲫鱼肉质特别细嫩，营养全面。鲫鱼汤是下奶首选。不仅可以补虚，还有通乳下奶的作用，搭配豆腐煮汤效果最佳。

鲤鱼汤在孕期食用可以安胎和消水肿，产后食用可以通乳及帮助子宫复原，促进恶露排出，缓解腹痛。

产后吃鲈鱼，可以促进身体恢复，补血益气，是补虚佳品。也特别适合产后少乳的产妇食用。

## 🧑 排骨汤

不要光是炖肉，带骨炖煮才能达到更好的效果。动物骨头中丰富的钙、铁、骨髓等营养物质通过长时间的熬煮，都充分溶解在汤汁中，对于产妇骨骼的保养及乳汁分泌非常有益。

● ● ● ●

### 金牌月嫂经验分享

肉汤中脂肪较多，热量较高，炖煮时要注意撇去浮油，以免摄入过多油脂，影响乳汁质量，也容易造成产后肥胖。

不论是鸡汤，还是鱼汤、排骨汤，最好都能搭配蔬菜炖制，保证营养均衡。

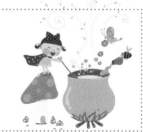

# 月子里常用的 11 种滋补品

## 红糖

红糖是未经精炼的粗制糖，除含糖分外，与白糖相比，还含有丰富的钙、铁、锌等矿物质，所含铁量比其他糖高 3 ~ 10 倍。红糖水能够活血化瘀，还能够补血，并可促进产后恶露排出。

## 花生

花生仁能养血补血，花生红衣可补充血小板，促进伤口复原，常食花生还有通乳作用，对产后贫血、恶露不尽、缺乳等问题有滋补调理功效。适合与动物性食物煮汤食用。

## 芝麻

芝麻富含蛋白质、脂肪、钙、铁、维生素 E 等营养素，且黑芝麻中的营养素含量又明显高于白芝麻，是很好的补养品。

## 小米

与大米相比，小米中的铁、维生素 $B_1$ 和维生素 $B_2$ 都要高出 1 倍多，膳食纤维也高出 2 倍以上。产妇适量进食小米粥有助于体力的恢复，且有祛瘀生新的作用，是我国传统的月子食物。

## 鸡蛋

鸡蛋含蛋白质丰富，且含有脂肪、卵磷脂、钙、铁及多种维生素，有助于新妈妈体力恢复和婴儿生长发育。但也不要吃太多，否则会使体内蛋白质过剩，增加机体负担。新妈妈每天吃两三个鸡蛋就足够了。

## 海参

高蛋白，不含胆固醇，富含胶质，能补充体力、增强造血功能、促进乳汁分泌，非常适合产后食用。

## 猪蹄

蛋白质和动物胶质丰富，既能补血，又有通乳的作用，配合花生一起熬汤，是恢复体力、复原伤口、治疗产后缺乳的天然良药。

## 鲤鱼

能促进产后子宫收缩，帮助排出恶露，补养产后虚损、补充体力，还具有催奶的功效。

## 鳝鱼

可补血补气、祛除风湿、强筋健骨，富含蛋白质及 B 族维生素，能增强体力。鳝鱼还能调节人体的血糖，是补养佳品。

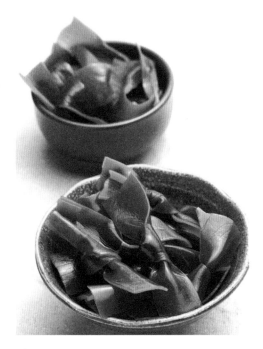

## 产后多吃鲤鱼促排恶露

民间多给新妈妈吃鲤鱼，有"鱼能祛余血"的说法。所谓"余血"，主要是指恶露。恶露的排出与子宫的收缩力关系密切，当子宫收缩时，肌纤维缩短，挤压血管，将子宫剥离面的毛细血管断端的余血挤压出去，排入宫腔内；子宫收缩时又将残留在宫腔内的坏死蜕膜组织和表皮细胞，经阴道并带着阴道内的黏液排出体外。若子宫收缩不良，则剥离面断端的血管开放，以致宫腔积血，恶露增多，时间延长。

凡是营养丰富的饮食，都能提高子宫的收缩力，帮助"祛余血"。鱼类有丰富蛋白质，当然能促进子宫收缩，而鱼中主要是鲤鱼更能促进子宫收缩、排出恶露。据中医研究，鲤鱼性平味甘，有利小便、解毒的功效，能防治水肿胀满、肝硬化、腹水、妇女血崩、产后无乳等病。

### 🐚 海带

海带能减少子宫出血，有效补碘，还具有利水消肿、收缩子宫、镇定神经、预防产后肥胖和便秘的作用。

### 🐚 桂圆

桂圆含葡萄糖、蔗糖、蛋白质、脂肪、多种矿物质、维生素等，有补血安神、养益心脾的作用，可改善产后眩晕、出汗不止、便秘、贫血等虚弱症状，非常适合产后滋补调养。桂圆可在熬汤、粥时加入，也可与大枣、银耳等滋补品一起熬煮食用。

● ● ● ●

### 金牌月嫂经验分享

用活鲤鱼1尾，重约500克，用黄酒煮熟吃下，有利于新妈妈排出恶露，还有助于下奶，促进乳汁分泌。

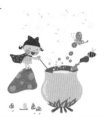

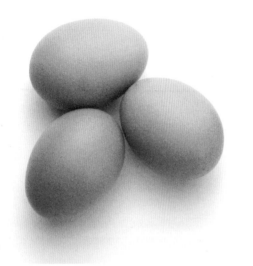

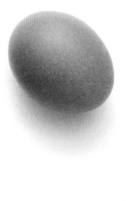

图注：新妈妈每天吃鸡蛋，对身体恢复和乳汁的分泌大有益处。

## 最多每天只吃 3 枚鸡蛋

新妈妈吃鸡蛋好，对身体恢复和乳汁的分泌大有益处，但要适量。有的新妈妈为了增加营养，就多吃鸡蛋，一天吃 8 ~ 10 个鸡蛋，认为这样可以使产后的虚弱身体尽快恢复。这是不正确的认识。

鸡蛋含有蛋白质、脂肪、卵磷脂、钙、磷、铁及维生素 A、B 族维生素、维生素 C、维生素 D 等，确实是营养素比较全面的食品，且容易被人体吸收利用。但是，也不是吃得越多越好，尽管其营养素比其他营养品较全，但也并不包括所有营养素，比如维生素 C 和纤维素就不如其他食品。这样，吃鸡蛋多了，就会影响某些营养素的摄入。

鸡蛋吃多了，身体不能消化吸收，还会增加肠胃负担，时间长了还容易引起胃病。因此，新妈妈每天只要吃 3 个鸡蛋就可以了，营养足够，又能吸收，再吃些其他食物，营养会更全面。

## 醪糟鸡蛋营养高

醪糟蛋，醪糟即酒酿，醪糟蛋就是将酒酿加水煮开后打上两个鸡蛋，就是醪糟蛋。当然还要加些糖，如果加上些桂花蜜，味道就更好。

醪糟蛋不但好吃，而且在月子里吃有一定益处。醪糟辛温，有活血化瘀之功效，能祛寒助热，使人身体感到温暖。吃醪糟能增强心率，加快血行，扩张毛细血管，促进子宫收缩，将子宫中的瘀血浊液排出体外。鸡蛋含丰富的蛋白质，蛋白质是修复机体器官的物质基础。醪糟蛋既能增加营养，又能促进子宫收缩，帮助恶露排出。

产后服食醪糟蛋虽好，但也不要过量。因醪糟活血化瘀，如体内无瘀血可化，恶露正常，不可多食，若多食，则因毛细血管扩张，可致恶露过多，时间延长，

流血不止。若产后失血过多者，再过食醪糟，则助长虚火，滋生湿热，而引起虚烦失眠、口渴、便秘、尿黄、皮肤疮疖等。若平素阳盛实热者，其症表现为发热、口渴、唇干、咽痛、尿赤、便秘、目赤红肿、头昏等，再食醪糟，就会加重热证，可能引起出血。若在夏季多食醪糟，容易生热，引起口渴、咽干、唇舌生疮、发热烦躁等症；若在冬季生宝宝，多吃几天醪糟，则无大碍。

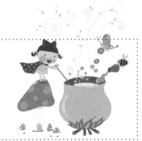

● ● ● ●

## 金牌月嫂经验分享

一般情况下，最好在产后 10 天内加食适量醪糟蛋，因产后 10 天内，是子宫复原最快的时间，需要很好地收缩。

## 产后不宜立即吃老母鸡

老母鸡营养丰富，是补虚佳品，但产后新妈妈不能立即吃，尤其是哺乳的新妈妈。因为分娩后，血中雌激素与孕激素水平大大降低，泌乳素才能发挥泌乳的作用，促进乳汁的形成。老母鸡中含有一定量的雌激素，产后立即吃老母鸡，就会使新妈妈血中雌激素的含量增

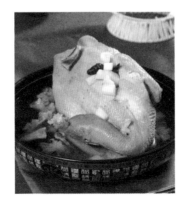

加，抑制催乳素的效能，以致不能发挥作用，从而导致新妈妈乳汁不足，甚至回奶。另外，因老母鸡多肥腻，新妈妈产后体质较差，胃肠消化功能相对较弱，如过早吃老母鸡，容易影响胃肠的消化功能，从而影响营养物质的吸收。

老母鸡含有一定量的雌激素，有回奶作用，是不是新妈妈就不能吃了呢？不是的，这里特指新妈妈7～10天以内不宜吃，当然分娩10天以后，在乳汁比较充足的情况下，可适当吃些老母鸡（包括母鸡），对增加新妈妈营养，增强体质是有好处的。

如果产后哺乳的话，应吃大公鸡，这样有利于增加营养，强壮身体，还能使乳汁分泌增加。如果新妈妈分娩后，因各种原因不能哺乳，就可吃炖母鸡，以利身体的恢复。雄激素具有对抗雌激素的作用，公鸡肉中含有少量雄激素，若产后立即吃上一只清蒸小公鸡，连同睾丸一起吃掉，从而将会使乳汁增多。

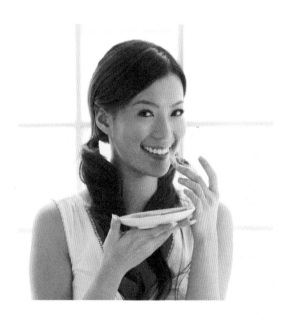

## 麻油鸡是月子必备食物吗

麻油鸡历来是我国南方民间坐月子的主食。一般认为，产后多吃麻油鸡可以补充气血、填补身体的亏虚，能使身体尽快恢复元气。麻油中富含的不饱和脂肪酸，在人体内可以转化为前列腺素，前列腺素能促使宫缩及恶露排出，帮助子宫尽快复原，同时还能软化粪便，预防产后便秘。

虽然麻油鸡的确对产后滋补具有积极意义，但并非人人适用，也并非任何时候坐月子都必须食用。有些新妈妈产后胃口不开，一时还吃不下麻油鸡，这时不必强迫新妈妈食用，不妨考虑其他营养丰富的替代品。如果坐月子赶上了盛夏时节，也不必非要让新妈妈吃麻油鸡。

另外，需要注意的是，由于月子里新妈妈普遍运动较少，如果在产后进补麻油鸡过多，就会因摄入大量油脂而造成营养过剩，因此食用麻油鸡不可过量。

## 产后喝红糖水别超过 10 天

按我国的民间习俗，分娩后要喝些红糖水，这样做很有道理。只要适量，对新妈妈、婴儿有好处。因为新妈妈分娩，精力和体力消耗都很大，失血较多，产后又要给婴儿哺乳，需要丰富的糖类和铁质。红糖既能补血，又能供给热量，是两全其美的佳品。

但是，有不少新妈妈喝红糖水的时间往往过长，有的要连续喝半个月到1个月。久喝红糖水对新妈妈子宫复原不利。因为产后10天，恶露逐渐减少，子宫收缩也逐渐恢复正常。

如果无限期地喝红糖水，红糖的活血作用会使恶露的血量增多，造成新妈妈继续失血，也会使新妈妈身体内热量增加，使身体发胖。因此，新妈妈喝红糖水的时间，一般控制在产后7～10天为宜。

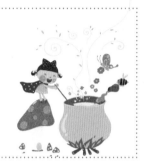

### 金牌月嫂经验分享

新妈妈应根据情况喝一些白糖水，并非只能喝红糖水。白糖纯度高，杂质少，性平，有润肺生津的功效。适合于夏季分娩的新妈妈，或产褥中后期食用。如果有发热、出汗较多、手足心潮热、阴道流血淋漓不尽、咽干口渴、干咳无痰等症的新妈妈，更应多食用白糖，即使在寒冷的季节分娩，也可以食用白糖。

## 月子里不应完全忌食盐

在民间流传着一种说法，说月子里新妈妈喂奶要忌食盐，认为哺乳母亲吃盐会使婴儿得尿布疹。给新妈妈吃的很多食物中都不放盐，使得新妈妈没了胃口、食欲缺乏，营养不能得到及时补足。

盐吃多了不好，但也不能不吃盐或吃盐过少。成人每人每天需盐量为6克，这些盐食用后在消化道全部吸收。盐中含钠，是人体中必需的物质，如果人体缺钠就会出现低血压、头昏眼花、恶心、呕吐、无食欲、乏力等，所以在人体内应有一定量的钠。如果哺乳母亲完全限制钠的摄入，影响了体内电解质的平衡，不但影响哺乳母亲的食欲，而且对婴儿的身体发育也不利。总之，哺乳母亲食盐过多，会加重肾脏的负担，也会使血压增高。因此，哺乳母亲不应过多食盐，也不能忌食盐。

### 金牌月嫂经验分享

有两类妈妈必须遵照医嘱，严格控制食盐量。一类是孕期患妊娠高血压综合征的新妈妈，另一类是肾脏病、产后水肿持续不退的新妈妈。

## 蔬菜、水果不能少

老一辈的人认为，蔬菜、水果较生冷，水气大，不适合月子里的新妈妈食用。但实际上，蔬菜、水果富含人体必需的多种维生素、矿物质和膳食纤维，有助于恢复胃肠道功能，增进食欲，促进人体对糖分、蛋白质的吸收利用，还能预防便秘。

因此，月子里不吃蔬菜、水果是不对的。产后，可以先从每天半个水果、每餐100克蔬菜开始，之后逐渐增加到每天 1～2 个水果、每餐 200 克蔬菜，最后逐渐过渡到正常饮食。蔬菜可以做熟吃，水果要放至常温或用温水泡一会儿再吃。另外，还需要注意的是，产后一周内暂时不宜吃寒性大的蔬果。

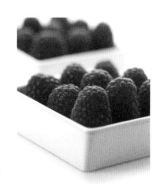

● ● ● ●

### 金牌月嫂经验分享

西红柿、黄瓜、油菜、白菜、茄子、胡萝卜、冬瓜、蘑菇、芸豆、扁豆、海带等蔬菜要多吃。水果中如苹果、香蕉、桃子、柑橘、罗汉果、草莓、芒果、桃子、猕猴桃、葡萄，都适合新妈妈月子里食用。新妈妈可根据个人的喜好及季节而科学选食。

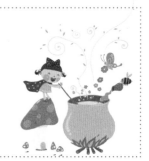

## 新妈妈最适宜吃的蔬菜

经过营养学分析，下面几种蔬菜是月子里的最佳食品：

### 莲藕

莲藕中含有大量的淀粉、维生素和矿物质，营养丰富，清淡爽口，是祛瘀生新的良药。莲藕能够健脾和胃，润燥养阴，行血化瘀，清热生乳。新妈妈多吃莲藕，能及早清除腹内积存的瘀血，增进食欲，帮助消化，促进乳汁分泌，有助于新生儿的喂养。

### 黄花菜

黄花菜含有蛋白质及磷、铁、维生素 A、维生素 C，营养丰富，味道鲜美，尤其适合做汤。中医学认为，黄花菜有消肿、利尿、解热、止痛、补血、健脑的功效。产褥期容易出现腹部疼痛、小便不畅、面色苍白、睡眠不安等症状，多吃黄花菜可改善以上症状。

### 黄豆芽

黄豆芽中含有大量的蛋白质、维生素C、纤维素等。蛋白质是促进组织细胞生长的主要物质，能修复分娩时损伤的组织；维生素C能增加血管壁的弹性和韧性，防止产后出血；纤维素能润肠通便，防止便秘。

### 海带

海带中含碘和铁较多，碘是制造甲状腺素的主要元素，铁是制造血细胞的主要元素，新妈妈多吃这种蔬菜，能增加乳汁中碘和铁的含量。新生儿吃了这种乳汁，有利于身体的生长发育。铁是制造红细胞的主要元素，有预防贫血的作用。

### 莴笋

莴笋是春季主要蔬菜之一，其中含有多种营养成分，尤其富含矿物质、钙、磷、铁较多，能助长骨髓、坚固牙齿。中医认为，莴笋有清热、利尿、活血、通乳的作用，尤其适合产后少尿和无乳、少乳的新妈妈食用。

## 新妈妈最适宜吃的水果

月子里多吃些水果可以补充维生素和某些微量元素，防止维生素缺乏症。下面列举出的水果可供选用：

### 苹果

味甘凉，性温，含糖类丰富。还含有苹果酸、鞣酸、维生素、果胶及矿物质，可防治维生素C缺乏病（坏血病），并能使皮肤滋润光泽。苹果所含的黏胶和细纤维能吸附并消除细菌和毒素，能涩肠、健胃、生津、开胃和解暑，还能降低血压及胆固醇，有利于患妊娠高血压综合征新妈妈的康复。苹果中含大量钾盐，能与体内过多的钠盐结合并排出体外，舒缓血压。

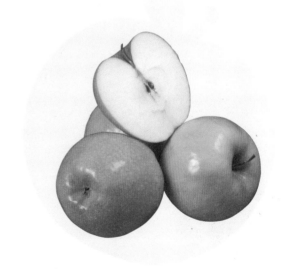

### 橘子

味甘酸，性温，含大量维生素，尤含维生素C最多，能保护毛细血管的完整性，使皮肤变得柔嫩，防止产后面部皱纹形成，可起到美容作用。哺乳母亲多吃橘子有利于促进婴儿对钙的吸收，防止小儿佝偻病的产生。还能增加新妈妈对严寒的抵抗力，对新妈妈受凉后的伤风咳嗽有辅助治疗作用。

### 桂圆

桂圆是营养丰富的一种水果。中医认为，桂圆味甘、性平、无毒，为补血益脾之佳果。产后体质虚弱的人，适当吃些新鲜的桂圆或干的桂圆肉，既能补脾胃，又能补心血不足。

### 荔枝

味甘，性温，有补脾益肝、止咳养神和止渴解乏的作用。能减少产后恶露，尤对产后肝脾虚弱者有保健作用。

### 香蕉

味甘，性寒，含有大量磷、铁及纤维素，有润肺滋肠、利胆降压、通便补血的作用，是防止便秘的首选水果，新妈妈吃香蕉能防止产后便秘和产后贫血。香蕉含铁丰富，新妈妈摄入的铁质多，乳汁中的铁质也就会相应增多，对预防婴儿贫血也有一定的帮助。

### 山楂

山楂含大量糖类、维生素及钙、磷、铁等，含钙量为水果之冠，有散瘀消积、化痰解毒、提神清脑、止血清胃和增进食欲的作用，还能降低血压及胆固醇含量。对脾胃虚弱、肝功能不良和厌油腻、食欲差的新妈妈尤为适用。另外，山楂有散瘀活血作用，能促进排出子宫内的恶露，减轻腹痛。

### 红枣

红枣中含维生素多，还含有大量的葡萄糖和蛋白质。中医认为，红枣是水果中较好的补药，具有补脾养胃、益气生津、活血通脉等作用。尤其适合产后脾胃虚弱、气血不足的人食用。

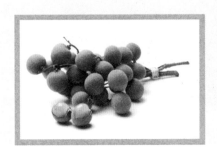

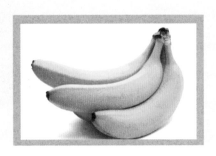

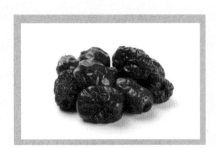

## 坐月子正确的进餐顺序

月子里正确的进餐顺序应为：汤—青菜—饭—肉，半小时后进食水果。

为什么要这样安排？在各类食物中，水果的主要成分是果糖，无须通过胃来消化，而是直接进入小肠被吸收。米饭、面食、肉食等富含淀粉、蛋白质成分的食物，需要在胃里停留1～2小时，甚至更长的时间。

如果新妈妈进餐时，饭、菜、水果一起吃，消化慢的淀粉、蛋白质会阻塞消化快的水果，食物会一起搅和在胃里。至于饭后马上吃水果或甜食，最大害处就是会中断、阻碍消化过程，使胃内食物腐烂，产生气体，有碍于进一步消化吸收。

饭后喝汤的最大问题是，冲淡食物消化所需要的胃酸，所以新妈妈吃饭时最忌一边吃饭，一边喝汤，或食用汤泡饭或吃过饭后，再来一大碗汤，这都容易妨碍正常消化。因此，新妈妈要先喝汤后吃饭菜，饭后不要马上吃水果，应在饭后半小时吃水果。

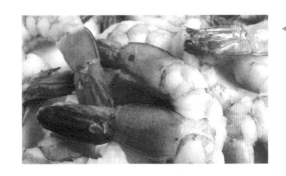

图注：新妈妈哺喂婴儿，要多吃有利于婴儿健脑益智的食物。

## 乳母吃什么有利宝宝大脑发育

科学研究表明，人的大脑发育分为两个时期：一是胎儿期，二是出生后的婴幼儿期。所以，新妈妈哺喂婴儿，要多吃有利于婴儿健脑益智的食物。以下食物有利婴儿脑发育，哺乳母亲宜多吃常吃。

**谷类**：大米、小米、糯米、黄米、玉米。谷类食物含 B 族维生素和维生素 E、蛋白质、脂肪、矿物质多。

**豆类**：主要是大豆。含有相当多的氨基酸和钙，以及蛋白质、脂肪等健脑营养成分。

**薯类和南瓜**：主要是含维生素和糖较多，也是健脑食品。

**麦类**：大麦、小麦、荞麦、燕麦、莜麦。含脂肪多，并含有健脑成分的油酸、亚麻酸及钙、磷、铁等。

**水产品**：鱼、虾、贝类、紫菜、海带等。

**芝麻、花生**：主要含不饱和脂肪酸和蛋白质、钙等，是比较理想的健脑食品。

**干鲜果品**：枣、葡萄、柿子、柑橘、核桃、栗子、莲子、菱角、葵花子、南瓜子、西瓜子、松子、桂圆等。

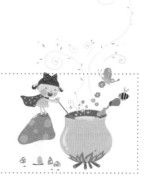

● ● ● ●

## 金牌月嫂经验分享

　　大麦及大麦芽、麦乳精、麦芽糖等大麦制品，具有回乳作用，如果产后新妈妈正在采取母乳喂养，那么应忌食此类食物。

## 产后不宜立即服用人参

　　人参是大补元气的药物，含有多种有效成分，这些成分不仅能促进血液循环、加速血液流动，还能对人体产生广泛的兴奋作用，其中对人体中枢神经的兴奋作用会导致服用者出现失眠、心神不安、烦躁等不良反应。如果新妈妈产后急于用人参进补，那么不仅无益反而有害。

　　这是因为，在分娩过程中，女性内外生殖器的血管多有损伤，服用人参，有可能会影响受损血管的自行愈合，造成血流不止，严重者甚至出现大出血；另外，刚生完宝宝的新妈妈，精力和体力消耗很大，最需要卧床休息，如果此时服用人参，反而会因人参的兴奋作用而难以安睡，影响精力的恢复。

　　因此，新妈妈在产后一周内，都不要服用人参。一周后，如果新妈妈的伤口已经愈合，此时适量服点人参，有助于体力恢复，但不可过量，用药前最好咨询中医医生。

## 产后不宜多吃巧克力

　　巧克力对于临产时补充体力有益，但哺乳的妈妈过多食用巧克力，对吃乳婴儿的发育会产生不良的影响。这是因为巧克力所含的可可碱会渗入母乳并在婴儿体内蓄积。可可碱能伤害神经系统和心脏，并使肌肉松弛，排尿量增加，结果使婴儿消化不良，睡眠不稳，哭闹不停。

　　新妈妈整天吃巧克力还会影响食欲，不但使身体所需营养供给不足，还会使身体发胖，这样当然会影响新妈妈的身体健康和婴儿的生长发育。

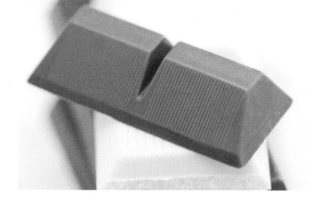

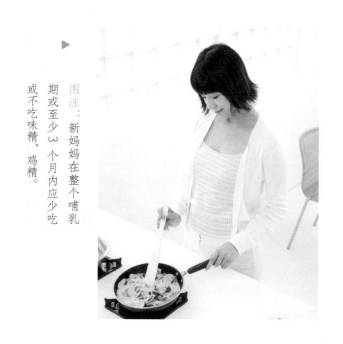

图注：新妈妈在整个哺乳期或至少3个月内应少吃或不吃味精、鸡精。

## 产后不要过量食用味精、鸡精

一般而言，成人食用味精有益无害，而婴儿，特别是12周龄内的初生婴儿，如果哺乳母亲在摄入高蛋白饮食的同时，又食用过量味精，大量的谷氨酸钠就会通过乳汁进入婴儿体内。过量的谷氨酸钠对婴儿，尤其对12周龄内的婴儿发育有严重影响。谷氨酸钠能与婴儿血液中的锌发生特异性的结合，生成不能被机体吸收的谷氨酸，而锌却随尿排出，由此导致婴儿锌缺乏。结果，婴儿不仅出现胃口差、厌食，而且可造成智力减退、生长发育迟缓以及性晚熟等不良后果。因此，新妈妈在整个哺乳期或至少3个月内应少吃或不吃味精、鸡精。

## 产后不要多食辛辣类食物

产后新妈妈大量失血、出汗，再加上组织间液也较多地进入血液循环，因此机体阴津明显不足，而辛辣燥热的食物却会伤津耗液，使新妈妈上火，导致口舌生疮、大便秘结或痔疮发作，而且还会通过乳汁使婴儿内热加重。因此，葱、姜、大蒜、辣椒、花椒等在做调料时，宜少放，特别对于平素喜食辣椒的新妈妈，更应注意。

## 产后忌食过于酸咸的食物

咸味食物容易使水分积聚，影响身体水分排出，咸味食物中的钠离子更易增加血液的黏稠度，导致血液循环减缓，从而影响新妈妈的新陈代谢。因此，新妈妈坐月子期间最好避免食用过咸的食物。

由于新妈妈身体各部位都比较弱，需要有个恢复过程，在此期间极易受到损伤，而酸性食物会损伤牙齿，使新妈妈日后留下牙齿易于酸痛的隐患。食用醋中含3%～4%的醋酸，若仅作为调味品食用，与牙齿接触的时间很短，不至于引起不良反应，反而可以促进食欲。但有些新妈妈为了产后迅速瘦身，喝醋减肥，这样会严重影响健康。

# 月子里忌吃哪些食物

新妈妈在月子里千万不能吃以下食品，否则对新妈妈身体及宝宝，均会造成不利影响。

## 忌食过硬不易消化食物

新妈妈身体虚弱，运动量小，如吃硬食或油炸食物，容易造成消化不良。油炸食物较难消化，新妈妈的消化能力又很弱，并且油炸食物的营养在油炸过程中已经损失很多，比一般的面食及其他食物要差，所以新妈妈要少吃油炸食物，最好不吃为宜。

## 忌食过咸食物

过咸食物如腌制品含盐较多，过多食用会引起新妈妈体内钠潴留，易造成水肿，并易诱发高血压病。

## 忌食寒凉食品

如李子、田螺、螃蟹，以及冰淇淋、雪糕等，这些食品，有些可加重新妈妈的虚寒之症，有些对牙齿不利，给消化带来麻烦。

## 忌食酸涩收敛食物

如乌梅等，会阻滞血行，不利恶露的排出。

## 忌饮茶、咖啡和碳酸饮料

新妈妈在哺乳期不要喝浓茶，因为茶中的鞣酸被

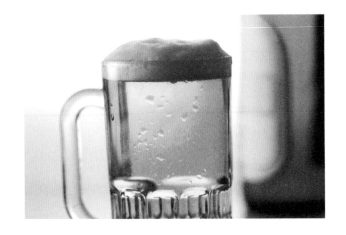

胃黏膜吸收，进入血液循环后，会产生收敛的作用，从而抑制乳腺的分泌，造成乳汁的分泌障碍。咖啡会使人体的中枢神经兴奋。虽然没有证据表明它对宝宝有害，但也同样会引起宝宝神经系统兴奋。碳酸饮料不仅会使哺乳妈妈体内的钙流失，它含有的咖啡因成分还会使宝宝烦躁不安。

## 忌吸烟、饮酒

烟、酒是刺激性的物质，对哺乳母亲没有好处。吸烟可以使乳汁减少，烟中还含有尼古丁，虽然进入到乳汁中的尼古丁不多，但对宝宝终归有害，而且吸烟时呼出的气体直接危害宝宝的健康。

酒中含有酒精，可进入乳汁中。少量饮酒虽对宝宝无影响，但大量饮酒可引起宝宝沉睡、触觉迟钝、多汗等症。因此，哺乳母亲为了宝宝的健康，不要吸烟和饮酒。

## 利于婴儿大脑发育的营养素

从营养成分上讲，为促进婴儿脑发育，要多摄入脂肪。人脑质量的 50% ~ 60% 是脂肪，而且绝大部分是不饱和脂肪酸。因此，哺乳妈妈要多食用富含不饱和脂肪酸的食物。不饱和脂肪酸主要来自植物脂肪。如果哺乳母亲能多吃些植物脂肪，就会提供给婴儿脑发育所需的营养物质，有利婴儿大脑发育。富含植物脂肪的食物有芝麻、花生仁、核桃仁、各种瓜子、大豆及其制品。动物脂肪也有健脑作用，但因其对健身有不利的因素不宜多吃。

蛋白质也有利于婴儿的智力发展，因此哺乳妈妈应注意摄取蛋白质。特别是摄取植物蛋白更为有益，如大豆食品、面筋和各种干果。动物蛋白少吃为宜，但是鱼类、贝类、虾类等水产品对人脑的发育和结构形成有益。

钙也有抑制脑神经异常兴奋的作用，可促进婴儿智力正常发育。富含钙的食物有牛奶、鸡蛋、肉类、虾皮、银耳、大豆、芝麻、黄花菜、萝卜、胡萝卜、海带等。含钙的水产动物食品有小沙丁鱼、泥鳅、小干鱼、田螺、虾、虾皮等。

## 新妈妈滋补过量也有害

在分娩后适当进行滋补是有益的，这样可补充新妈妈的营养，有利身体的恢复，同时可以有充足的奶水哺乳婴儿。但是，如果滋补过量却是有害无益的。鸡蛋成筐、水果成箱、罐头成行，天天不离肉，顿顿喝肉汤，这种大补特补的做法不但浪费了钱财，而且有损新妈妈身体健康。这是因为滋补过量容易导致过胖。产后过胖会使体内糖类和脂肪代谢失调，引发各种疾病。调查表明，肥胖者冠心病的患病率是正常人的 2 ~ 5 倍，糖尿病的患病率可高出正常人的 5 倍。这对以后的健康影响极大。

新妈妈滋补过量，必然会使乳汁中的脂肪含量增多，如果婴儿胃肠能够吸收，也易造成婴儿肥胖，并且患扁平足一类的疾病；若婴儿消化能力较差，不能充分吸收，就会出现脂肪性腹泻，长期慢性腹泻会造成营养不良。

● ● ● ●

### 金牌月嫂经验分享

婴儿因受母亲乳汁脂肪含量过多的影响，还会发育不均，行动不便，成为肥胖儿。对其身体健康和智力发育都不利。

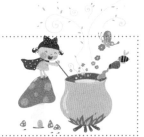

# 产后吃哪些食物能补血

## 最常用的补血食物

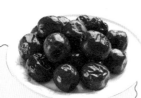

**红枣**：气血双补，营养丰富，有助于提高人体免疫力。

**莲子**：补气安神，养心除烦，降心火，有帮助睡眠的作用。

**山药**：具有收涩作用，敛气补气，尤其适合气虚产妇食用。

**扁豆**：调和脏腑，安养精神，益气健脾，增进食欲。

**鳝鱼**：补血补气，祛除风湿，强筋健骨，增强体力。

**猪肝**：是强化造血机能、补血养血的有效食品。

**桂圆**：气血双补，增强身体免疫力，尤其适合产后调理。

**花生**：能养血止血，滋养身体，红润气色。

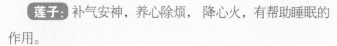

**猪蹄**：动物胶质丰富，既能补血，又有通乳的作用。

**莲藕**：有止血作用，清除产后瘀血。含铁量高，可改善缺铁性贫血。

## 最常用的补血药材

**阿胶**：由驴皮熬制而成，具有补血止血、滋阴润燥、强身健体、红润肌肤的作用。对子宫出血、产后阴血不足、血虚生热、恶露不止有治疗作用，特别适合产后补血。

**当归**：是非常温和的气血双补的药材，常用来帮助虚弱的产妇调养身体。当归一般加在肉汤中一起炖煮食用。

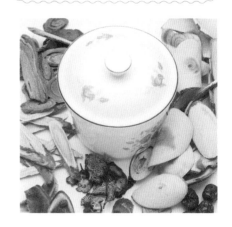

# 产后宜根据体质进补

新妈妈生产后，身体很虚弱，需要适当进补。但进补不能盲目，根据体质进补才科学。

### 寒性体质妈妈

**自我判断：** 寒性体质的女性通常面色苍白，经常会怕冷或四肢冰冷，口淡不渴，大便稀软，总有尿频的现象，痰涎清，涕清稀，舌苔白，平常容易感冒。

**应对方式：** 对于体质偏寒的新妈妈来说，可以食用一些温补的食物或药物，达到养血补气的目的。如麻油鸡、烧酒鸡、四物汤、四物鸡或十全大补汤等，补充营养时不能太油，以免腹泻。食用水果时不要吃寒凉蔬果，如柚子、梨子、杨桃、番茄、香瓜、哈密瓜、西瓜、木瓜、葡萄柚等；但是可以吃些荔枝、龙眼、苹果、草莓、樱桃、葡萄等水果。

### 热性体质妈妈

**自我判断：** 面红目赤，怕热，四肢或手足心热，经常口干或口苦，大便干硬或便秘，痰涕黄稠，尿量少色黄赤、味臭，舌苔黄或干，舌质红赤，皮肤易长痘疮等。

**应对方式：** 对于体质偏热的新妈妈来说，滋补的食品注意不要太热，可以吃些山药鸡、黑糯米、鱼汤、排骨汤等；蔬菜类可选丝瓜、冬瓜、莲藕等；汤类可以选择木瓜、鱼尾煲花生汤，章鱼、花生煲瘦肉汤，通草、北芪煲猪脚。但是不适合吃荔枝、桂圆，可少量吃些柳橙、草莓、樱桃、葡萄等。

### 中性体质妈妈

**自我判断：** 不热不寒，不特别口干，身体状况良好。

**应对方式：** 对于中性体质的新妈妈来说，饮食上比较容易选择，可以食补与药补交叉进行，没有什么特别问题。如果补了之后口干、口苦或长痘，就停一下药补，可以吃些降火的蔬菜，也可喝纯橙子汁或纯葡萄汁，但要注意果汁的温度一定要温热，不能喝冰的。

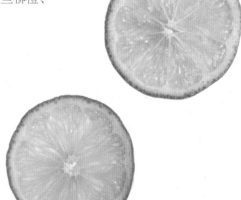

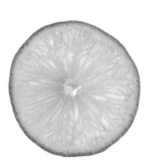

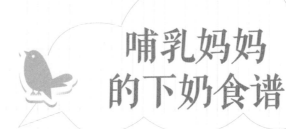

哺乳妈妈
的下奶食谱

## 乌鸡香菇汤

**材料**：乌鸡1只（约500克），干香菇50克，大葱、生姜片各适量。

**调料**：料酒、食盐各适量。

**做法**：

1. 乌鸡宰杀后，去毛，去内脏及爪，洗净；干香菇泡发洗净。

2. 砂锅添入清水，加生姜片煮沸，放入乌鸡，加料酒、大葱、香菇，用小火炖煮至软烂。

3. 加食盐调味后煮沸3分钟即可起锅。

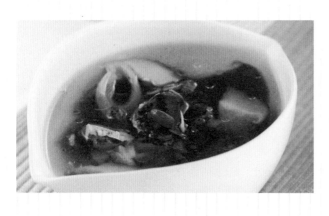

## 鲫鱼炖木瓜

**材料**：鲫鱼1条，木瓜半个，红枣10颗，姜2片。

**调料**：料酒、盐、味精各适量。

**做法**：

1. 将鲫鱼处理干净，撕去腹内黑膜，再彻底清洗干净；木瓜去皮，切成块，红枣去核，冲洗干净。

2. 锅置火上，放油烧热，放入姜片煸香，加入鲫鱼稍微煎一下，去腥。

3. 另起锅加油烧热，加入水，水烧开后放入鲫鱼、木瓜块、红枣、料酒，烧开锅后用小火煲两个小时，加盐、味精调味即可。

## 鲤鱼煮枣汤

**材料**：鲤鱼1条（重量约500克），大枣30克。

**调料**：料酒、精盐各适量。

**做法**：

1. 将大枣去核，洗净，备用。

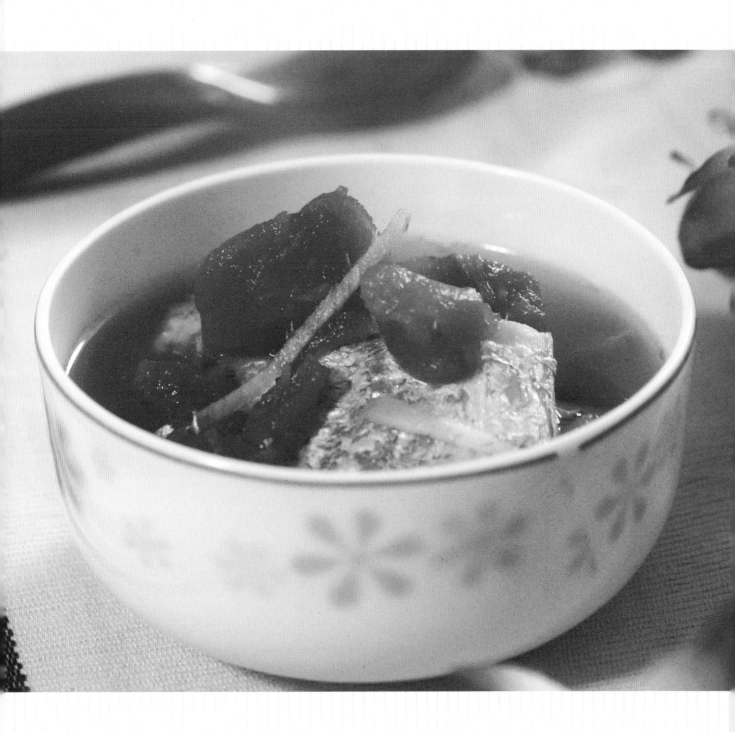

2. 将鲤鱼去鳞、内脏、鳃，清水洗净，放入锅中，加清水 1 600 毫升、大枣、精盐、料酒后，置于炉火上，煮至鱼肉熟烂，即可食鱼饮汤。

## 银耳木瓜粥

**材料:** 糙米 200 克，木瓜 150 克，银耳 50 克，枸杞 10 克。

**调料:** 盐适量。

**做法:**

1. 糙米洗净，浸泡 30 分钟；银耳以水浸泡至软，去蒂，以手摘成小朵；木瓜去皮及籽，切小丁。

2. 糙米放入锅内，加水煮沸后改小火，煮约 10 分钟后加入银耳及枸杞，再煮约 5 分钟。

3. 加入木瓜丁，继续小火煮约 15 分钟，加盐调味后加盖焖约 10 分钟即可。

## 当归鲫鱼汤

**材料:** 当归 10 克，鲫鱼 1 条。

**调料:** 盐、葱花各少许。

**做法:**

1. 鲫鱼洗净，去内脏和鱼鳞。鲫鱼身上抹少量盐，腌渍 10 分钟。

2. 用清水把当归洗净，放入热水里浸泡 30 分钟，取出切片。泡当归的水不要倒掉，可以用来煲汤。

3. 将鲫鱼与当归片一同放入锅内，加入泡当归的水，炖煮至熟，加入葱花调味即可。

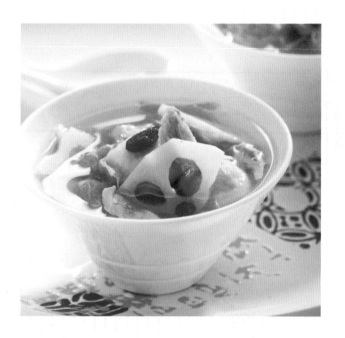

## 花生红枣莲藕汤

**材料:** 猪骨 200 克，莲藕 150 克，花生 50 克，红枣 10 枚，生姜 1 块。

**调料:** 盐适量，鸡粉、料酒各少许。

**做法:**

1. 将花生洗净，猪骨砍成块；莲藕去皮切成片；红枣洗净，生姜切丝。

2. 锅内烧水，待水开后，投入猪骨块，用中火煮尽血水，捞起用凉水冲洗干净。

3. 取炖盅一个，加入猪骨块、莲藕片、花生、红枣、生姜丝，加入适量清水，加盖，炖约 2.5 小时，调入盐、鸡粉、料酒，即可食用。

## 花生鸡脚汤

**材料**：鸡脚 10 只，花生米 5 克，姜片少许。

**调料**：黄酒、盐、鸡油各适量。

**做法**：

1. 先将鸡脚剪去爪尖，洗净；把花生米放入温水中浸泡半小时后，换用清水洗净。

2. 将盛有适量清水的锅置于火上，用旺火将水煮沸，放入鸡脚、花生米、黄酒、姜片，将锅盖上盖子，煮 2 小时后，加入适量的盐，再用文火焖煮一会儿，浇上鸡油，即可食用。

## 清蒸大虾

**材料**：大虾 200 克，葱花 1 大匙，姜 1 块。

**调料**：醋、酱油、香油各适量，料酒 1 大匙，高汤 3 大匙，花椒 1 小匙。

**做法**：

1. 大虾洗净，剁去脚、须，去皮，摘除沙袋、沙线和虾脑，根据虾的大小切成 2～4 段。

2. 姜洗净，一半切片，一半切末。

3. 将大虾段摆在盘内，加入料酒、葱花、姜片、花椒和高汤，上笼蒸 10 分钟左右取出，拣去姜片、花椒，然后装盘。

4. 用醋、酱油、姜末和香油兑成汁，供蘸食。

## 海参土豆猪肚汤

**材料**：熟猪肚 1/4 个，海参 1 条，鸡胸肉 50 克，土豆 1 个，香菇 2 个，香菜 2 棵，葱 1 根，姜 2 片。

**调料**：料酒、高汤、盐、酱油各适量。

**做法**：

1. 海参洗净内脏，加葱、姜片、料酒煮一下以去腥，捞出后切丝。

2. 香菜切末，其他材料都切丝。

3. 先将香菇丝和土豆丝放高汤内煮开，再陆续加入熟猪肚丝、鸡胸肉丝，然后加酱油与盐调味。

4. 最后放海参丝，煮滚后加少许香菜末即可盛出。

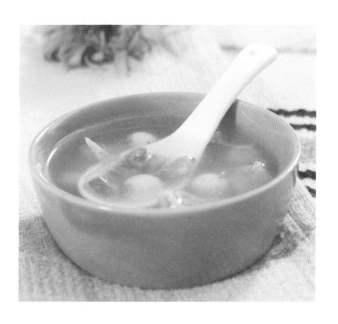

# 非哺乳妈妈的营养食谱

## 冬瓜玉米瘦肉汤

**材料：** 冬瓜 200 克，猪瘦肉 100 克，胡萝卜半根，玉米 1 根，干香菇 3 朵，姜 2 片。

**调料：** 盐适量。

**做法：**

1. 冬瓜去皮洗净，切厚块；玉米洗净切段；胡萝卜去皮，洗净切块；干香菇浸软后去蒂，洗净。

2. 猪瘦肉放入沸水中氽烫，捞出洗净切片。

3. 煲中加适量水，用大火煲沸后，放入所有材料。

4. 煲滚后以小火煲 1 个半小时，下盐调味即成。

**功效：** 玉米中的维生素含量非常高，玉米中还含有大量镁，镁可加强肠壁蠕动，促进机体废物的排泄。

## 牛奶燕麦大枣粥

**材料：** 燕麦 30 克，牛奶 120 毫升，红枣 5 枚。

**调料：** 冰糖 4 粒。

**做法：**

1. 燕麦洗净，沥干后备用；红枣洗净。

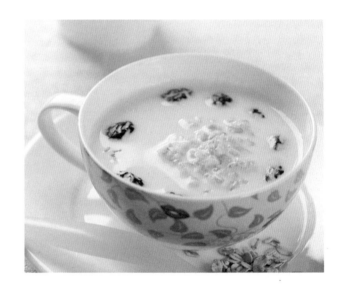

2. 煲内放入燕麦，加入 200 毫升水，大火烧开后转小火熬制 20 分钟。

3. 至燕麦软烂浓稠时，熄火，用漏勺捞出燕麦，沥干。

4. 煲洗净，放入煮过的燕麦，加入牛奶、冰糖和红枣，小火慢煲至牛奶烧开，燕麦粥浓稠即成。

**功效：** 燕麦能滑肠通便，促使粪便体积变大、水分增加，配合纤维促进肠胃蠕动，发挥通便排毒的作用。

## 百合桂圆煲鸡蛋

**材料:** 百合50克,桂圆肉30克,陈皮1片,鸡蛋2个。

**调料:** 盐适量。

**做法:**

1. 将百合、桂圆肉、陈皮分别洗净。鸡蛋去壳,打散,搅匀成蛋浆状。

2. 锅烧热,放油烧六成热时,放入鸡蛋浆,文火煎熟。

3. 将瓦煲内加适量清水,用武火烧开,然后放入鸡蛋、百合、桂圆肉、陈皮,改用中火继续煲90分钟,加入盐即成。

**功效:** 桂圆可益气补血,能促进血红蛋白再生;百合中的硒、铜等微量元素能抗氧化、促进维生素C的吸收。此汤品兼具了消除褐斑和美白肌肤的功效。

## 黑豆炖蹄花

**材料:** 猪蹄1只(约500克),黑豆200克,芡实100克,葱、姜适量。

**调料:** 精盐、胡椒面、味精各适量。

**做法:**

1. 猪蹄洗净,入沸水锅中余透捞出,冲洗干净;黑豆、芡实用温水略泡后洗净。

2. 将猪蹄、黑豆、芡实一起入炖锅,放入拍破的葱、姜,掺入清水,炖至猪蹄软时,拣去葱、姜不用,调入精盐、胡椒面、味精,炖至入味,装盆即成。

**功效:** 黑豆能增加头发的光泽,令头发更秀美;猪蹄能养护皮肤。二者搭配制成的菜肴是女性美容养颜的理想食物。

## 柚皮冬瓜瘦肉汤

**材料:** 柚皮1/4个,冬瓜200克,瘦肉200克,薏米20克,莲子50克,姜2片。

**调料:** 盐适量。

**做法:**

1. 将浸水后挤干水分的柚皮放入滚水内煮40分钟,取出洗净再挤干水分。

2. 冬瓜洗净切块;瘦肉洗净,汆烫后再洗净。

3. 煲滚适量水,下所有材料,煲滚后改慢火煲2小时,下盐调味即可。

**功效:** 此汤味道清淡,常喝有去脂收腹、养发护发的功效。

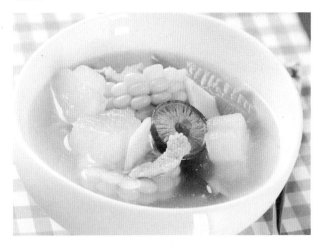

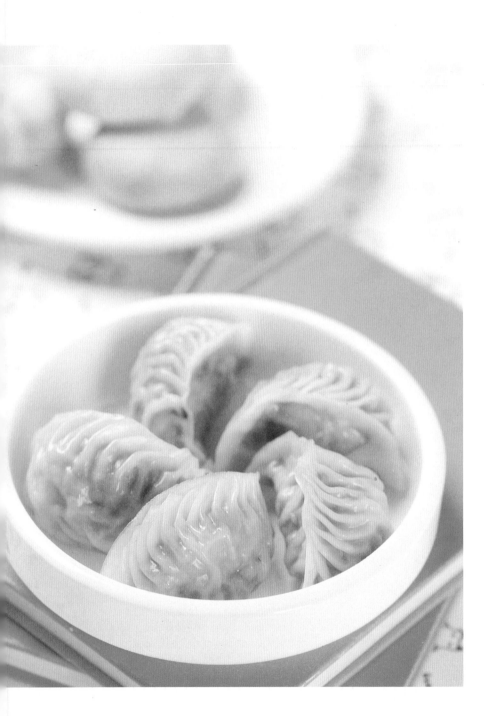

## 韭菜粉丝饺子

**材料:** 面粉 200 克,韭菜 300 克,菠菜 150 克,粉丝 100 克,鸡蛋 2 个。

**调料:** 盐、味精、胡椒粉、香油各适量。

**做法:**

1. 韭菜洗净,切末;粉丝用温水泡软,切成 1 厘米长的段;鸡蛋打散炒熟,剁碎。

2. 上述材料加入盐、味精、胡椒粉、香油各适量搅拌均匀成馅料,备用。

3. 菠菜洗净取汁,加少量水,加入面粉中揉成面团,稍饧,搓成条状,擀成圆皮,包入馅料,捏严封口。

4. 放入小圆笼内用旺火蒸熟即可。

**功效:** 韭菜能美化皮肤,有助于黑色素的运动,使头发永葆黑色,韭菜中含有丰富的纤维素,能促进头发生长。

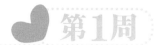
**第1周**

不论是哪种分娩方式，妈妈在刚刚生产的最初几日里会感觉身体虚弱、胃口比较差。因此在产后的第一周里，可以吃些清淡的荤食，如肉片、肉末、瘦牛肉、鸡肉、鱼等，配上时鲜蔬菜一起炒，口味清爽且营养均衡。橙子、柚子、猕猴桃等水果也有开胃的作用。本阶段的重点是开胃而不是滋补，胃口好，才会食之有味，吸收也好。

## 本周健康月子餐推荐

| 时间 | 早餐 | 午餐 | 晚餐 | 加餐 |
|---|---|---|---|---|
| 第1天 | 煮鸡蛋、红糖小米粥 | 大米粥、清炒苦瓜、什菌一品煲 | 千层饼、清炒黄豆芽、生化汤 | 杂粮饼干、苹果 |
| 第2天 | 什锦面 | 虾仁蛋炒饭、生化汤 | 红枣莲子糯米粥、萝卜烩鲜菇 | 香蕉、面包 |
| 第3天 | 胡萝卜小米粥、鸡蛋 | 家常饼、木耳炒黄花 | 豆包、芹菜牛肉丝 | 酸奶、香瓜 |
| 第4天 | 煮鸡蛋、三丁豆腐羹 | 胡萝卜软饼、虾仁馄饨 | 香菇鸡肉粥、清炒茼蒿 | 南瓜饼、苹果、牛奶 |
| 第5天 | 三明治、煎鸡蛋、木瓜牛奶露 | 米饭、肉片炒蘑菇、银耳桂圆莲子汤 | 小米粥、糖醋里脊、虾皮豆腐 | 苹果、葡萄干、黑芝麻奶茶 |
| 第6天 | 素菜包、红小豆黑米粥 | 鱼头海带豆腐汤、蛋炒饭 | 芝麻烧饼、干贝冬瓜汤 | 香蕉、奶酪 |
| 第7天 | 西红柿鸡蛋面、芝麻盐 | 鸡蓉玉米羹 | 红枣枸杞粥 | 饼干、腰果、黑芝麻米糊 |

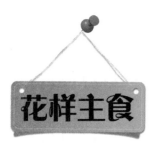

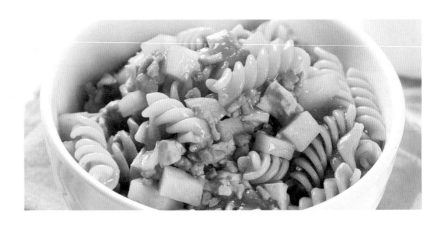

## 西红柿通心面

**材料：** 通心面 100 克，西红柿 1 个，豆腐 50 克，肉馅 1 大匙，青豆 1 大匙，土豆半个，胡萝卜丁少许。

**调料：** 糖 1 小匙，盐少许。

**做法：**

1. 通心面放入热水中烫熟备用、青豆仁烫熟备用。

2. 西红柿、土豆分别洗净切小丁，豆腐切丁，肉馅洗净备用。

3. 锅置火上，放油烧热，加入肉馅炒香后，加入西红柿丁、土豆丁、胡萝卜丁以及少许水。

4. 焖至将熟，加入豆腐丁及糖和少许盐后熄火，然后浇在通心面上。

## 虾仁蛋炒饭

**材料：** 米饭 150 克，豌豆、净虾仁各 50 克，火腿 20 克，鸡蛋 1 个，葱花 10 克。

**调料：** 盐适量，鸡精少许。

**做法：**

1. 将火腿切丁；鸡蛋用油炒熟备用；豌豆洗净，煮熟。

2. 锅中放油烧热，煸香葱花，放净虾仁炒至变色，再放米饭翻炒，加入火腿丁、豌豆、鸡蛋、盐、鸡精翻炒均匀即可。

## 胡萝卜软饼

**材料：** 面粉 100 克，胡萝卜 50 克，鸡蛋 2 个（约 120 克）。

**调料：** 盐 3 克。

**做法：**

1. 将胡萝卜洗净，切成丝；鸡蛋打散成蛋液。

2. 在面粉中加入适量清水、盐、胡萝卜丝和蛋液搅成稀糊状。

3. 平底锅中加少量油，舀入一勺面糊，将面糊摊成软饼，两面煎熟即成。

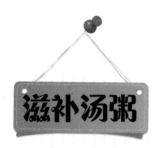

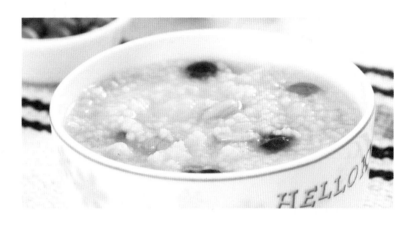

## 豆浆小米粥

材料： 小米 200 克，黄豆 100 克。

调料： 蜂蜜适量。

做法：

1. 将黄豆泡好，加水磨成豆浆，用纱布过滤去渣，待用。

2. 小米淘洗后，用水泡过，磨成糊状，也用纱布过滤去渣。

3. 在锅中放水，烧沸后加入豆浆，再沸时撇去浮沫，然后边下小米糊边用勺向一个方向搅匀，开锅后撇沫。

4. 加入蜂蜜，即可。

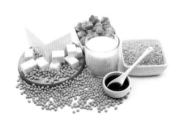

## 花生红枣小米粥

材料： 小米 100 克，花生 50 克，红枣 8 枚。

调料： 无

做法：

1. 将小米、花生洗净，最好用清水浸泡 20 分钟后备用。

2. 红枣温水洗净，去核后，备用。

3. 所有原料放入砂锅中，大火煮沸，转小火煮至原料完全熟透即可。

## 生化汤

材料： 当归 15 克，桃仁 15 克，川芎 6 克，黑姜 10 克，甘草 3 克，粳米 100 克。

调料： 红糖适量。

做法：

1. 粳米淘洗干净，用清水浸泡 30 分钟备用。

2. 将药材和水以 1：10 的比例共同小火煎煮 30 分钟，取汁去渣。

3. 将药汁和粳米熬煮为稀粥，加入红糖即可，温热服用。

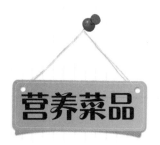

营养菜品

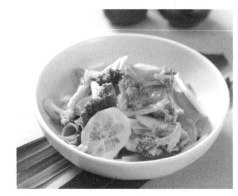
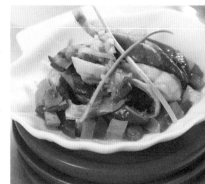

## 鸡蛋熘鱼片

**材料**：草鱼 400 克，鸡蛋 2 个，芹菜心、姜片、蒜苗各适量。

**调料**：高汤适量，淀粉、酱油、醋、白糖、胡椒粉、盐各适量。

**做法**：

1. 草鱼处理干净后切成片；鸡蛋（用蛋清）与淀粉、盐调匀，与鱼片拌匀；芹菜心切成段，用酱油、醋、白糖、胡椒粉、高汤、盐、淀粉调成芡汁。

2. 炒锅置火上，放油烧至三成热，放入鱼片熘散，沥去余油，再放入芹菜段、姜片、蒜苗炒出香味。

3. 烹入芡汁，收汁亮油，翻匀起锅盛盘即可。

## 萝卜烩鲜菇

**材料**：香菇 60 克，金针菇 60 克，胡萝卜 30 克。

**调料**：酱油半大匙，水淀粉适量，盐适量。

**做法**：

1. 香菇去蒂切成片，金针菇洗净去掉蒂切成两段；胡萝卜洗净切丝。

2. 将所有材料放入锅中，加入一杯水及酱油，用中火煮沸，煮沸后改小火，盖上锅盖煮到熟软。

3. 加少许盐，加入水淀粉勾薄芡就可以了。

## 什锦腐竹

**材料**：腐竹 50 克，胡萝卜 100 克，西兰花 400 克，黄瓜 200 克。

**调料**：盐少许，橄榄油适量。

**做法**：

1. 腐竹用温水泡软，用刀切成小段，胡萝卜、黄瓜洗净切片，西兰花洗净掰成小块。

2. 锅中放入橄榄油烧热，煸炒腐竹段、胡萝卜片、西兰花块。

3. 最后在锅中放入盐，快出锅时放入黄瓜片即可。

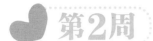 **第2周**

这一阶段盆腔和子宫逐步恢复，新妈妈有伤口的基本上愈合了，恶露排出也从多到少，下床活动也比较方便。经过上一周的精心调理，胃口应该明显好转。进入第二周，新妈妈的饮食调养重点应该是补气血和催乳。

本周健康
月子餐推荐

| 时间 | 早餐 | 午餐 | 晚餐 | 加餐 |
|---|---|---|---|---|
| 第8天 | 核桃红枣粥、煮鸡蛋、苹果 | 花卷、鸡肉冬瓜汤 | 西葫芦肉汤面、炒猪腰 | 乌鸡白凤汤 |
| 第9天 | 虾仁馄饨、鸡蛋 | 时蔬鸡蛋面饼、菠菜鱼片汤 | 燕麦粥、炒饼、海米冬瓜 | 黑芝麻糊、全麦面包 |
| 第10天 | 猪肉白菜包、紫菜鸡蛋汤 | 米饭、红烧鳝鱼、牛奶 | 胡萝卜排骨粥 | 黄瓜汁 |
| 第11天 | 红枣莲子粥、鹌鹑蛋 | 米饭、鸡蛋熘鱼片 | 骨汤面、拍黄瓜 | 木瓜香蕉牛奶 |
| 第12天 | 西葫芦肉汤面、海带丝 | 米饭、乌鸡香菇汤 | 小米粥、彩椒牛肉丝 | 橙汁酸奶 |
| 第13天 | 花卷、牛奶、西红柿鸡蛋羹 | 米饭、猪蹄茭白汤、清炒油麦菜 | 香煎小鱼饼、紫菜蛋汤 | 核桃、苹果 |
| 第14天 | 煮鸡蛋、炝炒圆白菜、红枣银耳粥 | 米饭、海带排骨汤、肉末炒菠菜 | 红烧牛肉面、凉拌土豆丝 | 香蕉、牛奶 |

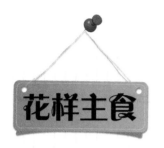

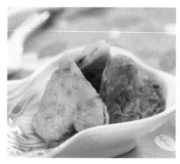

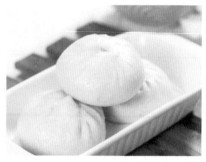

## 香煎小鱼饼

**材料：** 鱼肉 50 克，鸡蛋 1 个，牛奶 50 克，洋葱少许。

**调料：** 油、盐、淀粉各适量。

**做法：**

1. 鱼肉去骨刺，剁成泥；洋葱洗净，切末备用。

2. 把鱼泥加洋葱末、淀粉、牛奶、鸡蛋、盐，搅成糊状有黏性的鱼馅，制成小圆饼。

3. 平底锅置火上烧热，加少量油，将小圆饼放入锅里煎熟即可。

## 西葫芦肉汤面

**材料：** 猪肉 100 克，西葫芦 20 克，挂面 150 克，葱花、姜丝、香菜各适量。

**调料：** 酱油、盐各适量，香油少许。

**做法：**

1. 猪肉洗净切片；西葫芦切成细丝。

2. 炒锅放油烧热，下猪肉片炒至变色。加入葱花、姜丝炒香，淋入酱油。

3. 倒入足量水，大火烧开后下入挂面。再次煮开后撇掉浮沫，继续中火煮。

4. 锅里的挂面煮至断生，调入盐，放入西葫芦丝，再煮 1 分钟，放入切碎的香菜搅匀，关火，淋少许香油即成。

## 猪肉白菜包

**材料：** 瘦猪肉 30 克，白菜 100 克，面粉 100 克，葱末、姜末各 5 克。

**调料：** 盐、香油各少许，酱油、发酵粉各适量。

**做法：**

1. 将面粉加水和发酵粉放入盆中揉成面团，饧面备用。

2. 瘦猪肉洗净剁碎；白菜去老叶，去根，洗净剁碎，挤掉白菜水分。

3. 猪肉末用少量水调匀，再加入酱油、香油、盐、葱末、姜末调匀，加入白菜末，制成馅。

4. 将饧好的面团制成剂子，擀成皮，将馅包好，上屉蒸 20 分钟即可。

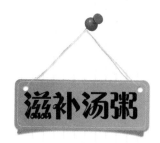

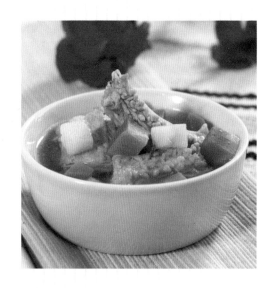

## 乌鸡香菇汤

材料: 乌鸡 1 只 ( 约 500 克 )，干香菇 50 克，大葱、生姜片各适量。

调料: 料酒、食盐各适量。

做法:

1. 乌鸡宰杀后，去毛，去内脏及爪，洗净；干香菇泡发洗净。

2. 砂锅添入清水，加生姜片煮沸，放入乌鸡，加料酒、大葱、香菇，用小火炖煮至乌鸡酥烂。

3. 加盐调味后煮沸 3 分钟即可起锅。

## 猪蹄茭白汤

材料: 猪蹄 250 克，茭白 ( 切片 )100 克，生姜 2 片。

调料: 料酒、大葱、食盐各适量。

做法:

1. 猪蹄于沸水烫后刮去浮皮，拔去毛，洗净，放净锅内。

2. 加清水、料酒、生姜片及大葱，旺火煮沸，撇去浮沫，改用小火炖至猪蹄酥烂。

3. 投入茭白片，再煮 5 分钟，加入食盐即可。

## 胡萝卜排骨粥

材料: 熟米饭 250 克，胡萝卜 80 克，炖好的排骨 2 ~ 3 块，熟鹌鹑蛋 5 个，姜 2 片。

调料: 盐、香油各适量。

做法:

1. 锅中倒入熟米饭，加 1 000 毫升水，大火烧开后转小火煮 20 分钟左右。

2. 胡萝卜切成丝，姜切细丝，排骨的肉撕成丝或肉碎。

3. 米粥煮到变稠，倒入胡萝卜丝、姜丝和肉碎，调入盐，再煮 5 分钟至胡萝卜熟软。

4. 最后调入香油，喜欢胡椒粉的可以适当加点，搅匀，放入剥壳的熟鹌鹑蛋，闷热即可。

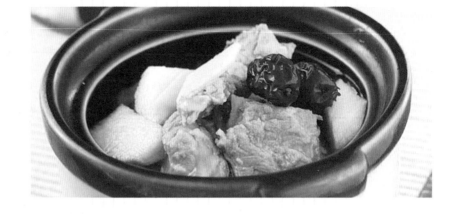

## 营养菜品

## 鲫鱼炖木瓜

**材料：** 鲫鱼 1 条，木瓜半个，红枣 10 枚，姜 2 片。

**调料：** 料酒、盐、味精各适量。

**做法：**

1. 将鲫鱼处理干净，撕去腹内黑膜，再彻底清洗干净；木瓜去皮，切成块，红枣去核，冲洗干净。

2. 锅置火上，放油烧热，放入姜片煸香，加入鲫鱼稍微煎一下，去腥。

3. 另起锅加入水，烧开后放入鲫鱼、木瓜块、红枣、料酒，烧开锅后用小火煲两个小时，加盐、味精调味即可。

## 山药枸杞炖排骨

**材料：** 山药 250 克，枸杞 6 颗，排骨 250 克，生姜 2 片。

**调料：** 盐适量。

**做法：**

1. 山药去皮，切小块；排骨洗净，余烫，去血水备用。

2. 锅中加清水煮滚后，加入排骨、山药块煮数分钟。

3. 待其快煮好时，放入枸杞、姜片及盐，再稍微煮一下即可。

## 油菜木耳鸡片

**材料：** 油菜 200 克，鸡肉 150 克，发好的黑木耳 30 克，葱花少许。

**调料：** 白糖、盐、淀粉、香油各 1 小匙。

**做法：**

1. 将油菜洗净，切段；鸡肉切片，用淀粉抓匀，焯水备用；黑木耳洗净，去蒂，焯水。

2. 锅中倒油烧热，煸香葱花，放入油菜段、鸡片、焯好的黑木耳，快速翻炒，加白糖、盐调味，淋香油出锅。

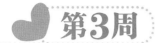

恶露此时已排尽，妈妈也应该开始着重进行体力恢复了。如果是在冬天，妈妈们可以吃一些温补性的食物，如羊肉。还有一个就是鱼汤，鱼汤能很好地补充能量及帮助催乳。除了多吃一些具有补血效果的温热食物外，仍然要关注奶水情况。多吃一些蛋白质丰富的食物，如鸡肉、牛肉、羊肉等。

## 本周健康 月子餐推荐

| 时间 | 早餐 | 午餐 | 晚餐 | 加餐 |
|---|---|---|---|---|
| 第15天 | 素馅包子、鲜虾粥 | 米饭、肉片炒青椒、姜枣枸杞乌鸡汤 | 烧饼、肉末烧茄子、红小豆黑米粥 | 香蕉、烤馒头片 |
| 第16天 | 猪蹄粥、鹌鹑蛋、酸奶果蔬沙拉 | 虾仁镶豆腐、米饭、银耳鸡汤 | 馒头、清炒菠菜、香菇鸡翅 | 阿胶桃仁大枣羹 |
| 第17天 | 苹果、葱花饼、香菇鸡肉粥 | 彩椒炒牛肉、米饭、西红柿蛋汤 | 馒头、清炒油菜、猪血豆腐汤 | 百合莲子桂花饮 |
| 第18天 | 煮鸡蛋、鲜肉包子、羊骨小米粥 | 当归大枣鸡、海米油菜心、米饭 | 馒头、红小豆银耳汤、莲藕拌黄花菜 | 核桃、苹果 |
| 第19天 | 面包、煮鸡蛋、葡萄干苹果粥 | 菠菜洋葱猪骨汤、米饭 | 时蔬鸡蛋面饼、枸杞蒸鲫鱼 | 葵花子仁、香蕉、牛奶 |
| 第20天 | 全麦面包、草莓牛奶粥 | 花卷、木瓜烧带鱼 | 肉末海带面、清炒黄豆芽 | 胡萝卜汁 |
| 第21天 | 玉米面发糕、鸡蛋、黑芝麻花生粥 | 米饭、清炒海带丝、菠菜猪血 | 烧饼、红烧茄子、莲藕排骨汤 | 香蕉、饼干、蜂蜜粥 |

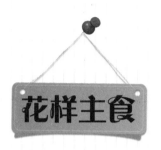
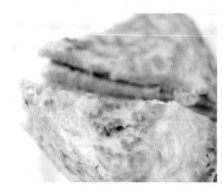
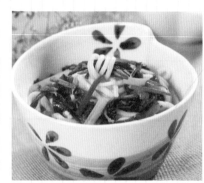

## 玉米面发糕

**材料:** 面粉、玉米面、牛奶各 1 杯，鸡蛋 1 个，酵母粉 1 茶匙。

**调料:** 糖适量，盐少许。

**做法:**

1. 玉米面、面粉掺好，加酵母粉、牛奶及适量水和面，面和得软一点，和好后放至发酵（观察面团中有气泡时就是发酵好了）。

2. 面团加白糖、盐揉匀，做成一长方形面坯。

3. 蒸锅内加适量水，大火烧开，上锅蒸 20 分钟，取出，放凉后切块即可。

## 时蔬鸡蛋面饼

**材料:** 面粉 150 克，鸡蛋 2 个，黄瓜、小白菜各 25 克，胡萝卜半根（约 50 克）。

**调料:** 盐适量。

**做法:**

1. 将小白菜、胡萝卜、黄瓜分别洗净，切碎。

2. 取一个大点的盆，放入面粉、鸡蛋、小白菜、黄瓜、胡萝卜，加入盐和适量水搅拌均匀，制成面糊。

3. 在平底锅中放入适量油，用小火烧热，舀一勺面糊轻轻地放入锅中，摊开铺平，一面成形后翻过来煎，直至两面皆为金黄色，便可出锅。

## 肉末海带面

**材料:** 细面条 100 克，瘦猪肉 50 克，泡发海带 50 克，鸡蛋 1 个。

**调料:** 香油少许。

**做法:**

1. 海带洗净，切碎；鸡蛋打散搅匀；瘦猪肉洗净，切碎。

2. 水烧开，把细面条弄成小段下入锅中，加入海带末、瘦猪肉末，小火共同煮熟。

3. 在锅中淋入鸡蛋液，煮熟后淋上几滴香油即可。

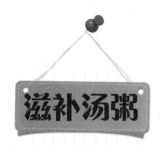

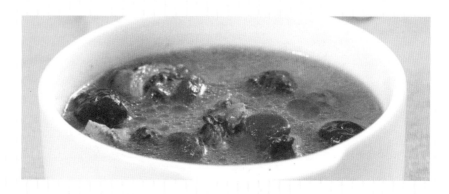

## 菠菜洋葱猪骨汤

**材料：** 带肉猪骨 300 克，菠菜 50 克，洋葱 1 个，枸杞子少许。

**调料：** 盐适量，胡椒粉少许。

**做法：**

1. 带肉猪骨洗净，斩块备用；洋葱对切成 4 大瓣；菠菜洗净后切段备用。

2. 以汤锅烧开水，滚沸后放进带肉猪骨块、洋葱瓣和枸杞子。

3. 待再次滚沸，将炉火调成小火，再煮 40 分钟，放进菠菜段，加适量盐调味。

4. 菠菜段烫熟即可熄火，撒上少许胡椒粉来提增香气。

## 姜枣枸杞乌鸡汤

**材料：** 乌鸡 1 只，生姜 20 克，大枣 20 克，枸杞子 10 克。

**调料：** 盐适量。

**做法：**

1. 将乌鸡宰杀，煺净毛，开膛，去内脏，洗净。将大枣、枸杞子洗净；生姜洗净去皮，拍破。

2. 将大枣、枸杞子、生姜纳入乌鸡腹中，放入炖盅内，加水适量，武火煮开，改用小火炖至乌鸡肉熟烂。

3. 汤成后，加入适量盐调味即用。

## 阿胶桃仁大枣羹

**材料：** 阿胶 50 克，核桃仁 50 克，大枣 10 枚。

**做法：**

1. 核桃仁去皮留仁，捣烂备用；大枣洗净，取出枣核备用。

2. 阿胶砸成碎块，放入小碗中，加入 20 毫升的水，隔水蒸化后备用。

3. 将大枣、核桃仁先慢火煮 20 分钟，然后放入蒸化的阿胶，再煮 5 分钟即可。

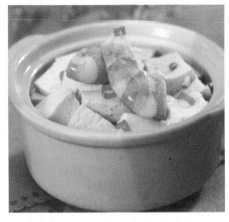
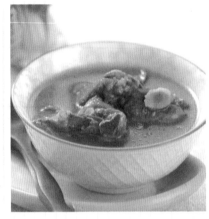
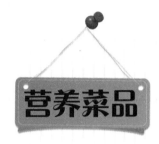

## 虾仁镶豆腐

**材料**：豆腐 100 克，虾仁 50 克，彩椒丝少许。

**调料**：香油 1 小匙。

**做法**：

1. 豆腐洗净，切成四方块，再挖去中间的部分。

2. 虾仁洗净剁成泥状，填塞在豆腐挖空的部分。

3. 将做好的豆腐块放入蒸锅蒸熟。

4. 将香油适量均匀淋在蒸好的豆腐块上，撒上彩椒丝即可。

## 当归大枣鸡

**材料**：当归 10 克，红枣 6 枚，鸡腿肉 60 克。

**做法**：

1. 先将鸡腿肉洗净，切块，放入开水中余烫一下。

2. 把当归、红枣、鸡腿肉一起放入炖锅中。

3. 炖锅中加水适量，盖上锅盖后，隔水炖煮 1 个小时即可。

## 彩椒炒牛肉

**材料**：牛肉片 70 克，青椒 20 克，黄椒 30 克，红椒 30 克，蛋清适量。

**调料**：盐适量。

**做法**：

1. 将青椒、黄椒、红椒洗净，去子，切片；将牛肉片洗净，沥干后用蛋清稍腌。

2. 锅内加油烧热，倒入牛肉片略炒。

3. 加入上述三种辣椒片翻炒至熟，加盐调味即可。

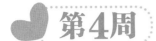

## 第4周

经过前三周的调养，新妈妈的身体已经恢复得很好了，精神也逐渐饱满，这时新妈妈在饮食上应注重营养的全面均衡，多吃新鲜的水果和蔬菜，并注意主副食的合理配比、粗细粮科学搭配等。

## 本周健康月子餐推荐

| 时间 | 早餐 | 午餐 | 晚餐 | 加餐 |
|---|---|---|---|---|
| 第22天 | 花生红枣小米粥、银鱼蛋饼 | 米饭、金针黄豆排骨汤 | 五彩拌面、肉末炒芹菜 | 桃子、核桃 |
| 第23天 | 什锦蔬菜粥、千层饼 | 蘑菇丝瓜肉片汤、米饭 | 三鲜水饺、蛋香玉米羹 | 香蕉、牛奶、鸡蛋汤 |
| 第24天 | 鱼松粥、奶酪三明治 | 青椒肉片、米饭 | 奶香土豆煎饼、牛肉蛋花汤 | 饼干、开心果、水果粥 |
| 第25天 | 牛肉蔬菜燕麦粥、三鲜蒸饺 | 莲藕瘦肉汤、紫菜包饭 | 肉香鸡蛋面、凉拌西红柿 | 腰果、酸奶、鸡蛋羹 |
| 第26天 | 蛋包饭、双料豆浆 | 肉蒸蛋拌饭、牛奶 | 什锦蔬菜、海米瘦肉粥 | 猕猴桃、核桃、银耳桂圆汤 |
| 第27天 | 紫菜馄饨、玉米窝窝头 | 黄豆猪蹄汤、米饭 | 海米紫菜蛋汤、胡萝卜番茄饭卷 | 榛子、小蛋糕、芹菜黄瓜汁 |
| 第28天 | 牛奶银耳小米粥、鸡蛋 | 豌豆炒虾仁、玉米面发糕 | 米饭、山药炖排骨 | 猪肝粥、香蕉 |

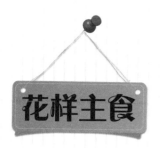

## 银鱼蛋饼

**材料**：新鲜小银鱼 90 克，鸡蛋 2 个，牛奶 50 毫升，面粉 70 克，小葱 1 根。

**调料**：盐、胡椒粉、番茄沙司各适量。

**做法**：

1. 鸡蛋充分打散，倒入牛奶搅打均匀，倒入面粉，彻底拌匀，放入切碎的小葱。

2. 小银鱼洗净，沥水，倒入面糊中，调入盐和胡椒粉，搅匀。

3. 不粘锅烧热，淋入油，抹匀，倒入调好的面糊。

4. 改小火，将面糊煎至两面均匀呈金黄色，取出切件，搭配番茄沙司上桌即可。

## 五彩拌面

**材料**：细挂面 100 克，番茄 1 个，肉馅、西兰花各 25 克，胡萝卜碎、玉米粒各 15 克，葱、姜末各适量。

**调料**：盐适量。

**做法**：

1. 番茄洗净切小丁。西兰花洗净掰成小朵，与胡萝卜碎、玉米粒放入沸水中焯一下，捞出沥干。

2. 细挂面放入沸水中煮熟，捞出过凉水沥干备用。

3. 煮面的同时将炒锅烧热放油，爆香葱、姜末，放肉馅炒熟、炒散，下番茄丁翻炒出酱汁，放入西兰花、胡萝卜碎、玉米粒煮熟，放盐调味后，将酱料浇在挂面上拌匀即可。

## 紫菜馄饨

**材料**：速冻小馄饨 10 个，紫菜、小虾皮各 5 克，红菜椒、香葱碎、姜末各少许。

**调料**：盐、香醋、香油各适量。

**做法**：

1. 将紫菜用开水烫一下，沥去水分。红菜椒切成细丝。

2. 大火烧开小煮锅中的水，放入速冻小馄饨，煮熟，捞出。

3. 将煮熟的速冻小馄饨、烫好的紫菜、小虾皮、红菜椒丝、香葱碎、姜末、盐放入碗中，加入煮馄饨的汤，然后再加香醋和香油即可。

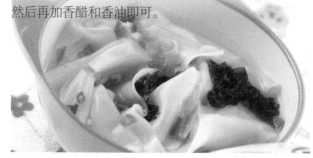

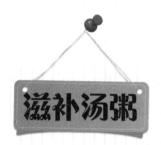

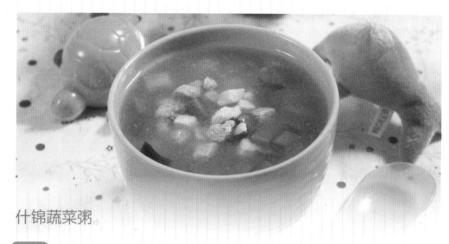

## 莲藕瘦肉汤

材料: 莲藕200克, 猪肉200克,
生姜1小块。

调料: 盐适量。

做法:

1. 将猪肉切块洗净, 莲藕切小
段, 生姜去皮切片。

2. 砂煲烧水, 待水沸时, 用中
火煮去猪肉血渍, 捞出冲凉待
用。

3. 砂煲一个, 放入所有材料,
加入清水, 大火烧开。

4. 转小火煲2个小时后, 调入
盐即可。

## 什锦蔬菜粥

材料: 大米100克, 西兰花200克, 洋菇、香菇、胡萝卜各30克。

调料: 盐适量。

做法:

1. 大米洗净后泡水30分钟; 洋菇、香菇、胡萝卜洗净切丝; 西兰花用开水余烫。

2. 锅内加入大米和水, 用大火煮开。

3. 加入洋菇丝、香菇丝及胡萝卜丝, 改小火煮至米粒黏稠。

4. 再放入余烫过的西兰花及盐, 煮开即可。

## 蘑菇丝瓜肉片汤

材料: 蘑菇250克, 瘦肉100克, 丝瓜1条, 葱1根, 姜1小块。

调料: 盐1小匙, 胡椒粉少许。

做法:

1. 将丝瓜去皮, 切成小块; 瘦肉切片; 葱切段, 姜切片; 蘑菇洗净, 切薄片。

2. 将炒锅置大火上, 加入油烧至六成热时, 下入姜片、葱段爆香。

3. 加清水适量, 烧沸, 放蘑菇片、丝瓜块、瘦肉片。

4. 沸滚后加胡椒粉、盐调味即成。

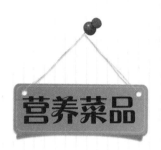

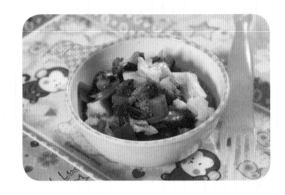

## 豌豆炒虾仁

**材料：** 虾仁 250 克，嫩豌豆（去荚）100 克。

**调料：** 鸡汤 2 大匙，料酒 2 小匙，水淀粉 1 小匙，盐半小匙，鸡精少许，植物油、香油适量。

**做法：**

1. 将嫩豌豆洗净，投入沸水锅中余烫，捞出沥干备用；虾仁洗净备用。

2. 锅内加入植物油，烧至三成热，倒入虾仁，快速用竹筷划散，稍炸片刻捞出，控干油备用。

3. 锅中留少许底油烧热，倒入嫩豌豆，大火翻炒几下，烹入料酒，加入鸡汤、盐稍炒，放入虾仁，用水淀粉勾芡，加入鸡精调味，淋上香油即可。

## 青椒肉片

**材料：** 青椒 200 克，猪肉（瘦）100 克，料酒 10 克，大葱 10 克，姜 10 克。

**调料：** 盐 4 克，白砂糖 2 克，酱油 5 克，淀粉 5 克，花生油 50 克。

**做法：**

1. 将青椒洗净切成片，猪肉洗净切成片，大葱、姜洗净切成末备用。

2. 锅内加花生油烧热，放入猪肉片煸炒，至熟时烹入料酒，加姜葱末、酱油、青椒片翻炒，再放入盐、白砂糖，用旺火炒至青椒微熟，用淀粉勾 15 克（淀粉 5 克加水 10 克）薄芡入锅炒匀，出锅装盘即成。

## 什锦蔬菜

**材料：** 各式节令蔬菜（胡萝卜、青椒、玉米笋、青菜、绿豆芽、黄豆芽、冬瓜、苦瓜、丝瓜等，选四五样即可）400 克。

**调料：** 麻油 3 汤匙，米酒水 4 汤匙。

**做法：**

1. 将各种蔬菜洗净切成薄片或者小块。

2. 用麻油炒香蔬菜 1 分钟，加入米酒水，炒约 2 分钟，至蔬菜熟透或汁黏稠即可。

# 产后恢复特效食谱

## 产后脱发

### 鲈鱼汤

**材料**：鲈鱼 1 条，车前子 9 克，玉米须 15 克。

**调料**：姜丝、盐适量。

**做法**：

1. 将车前子和玉米须洗净，加水炖煮半小时，取汁。

2. 将鲈鱼收拾干净，放入炖汁和姜丝，加适量盐煮熟即可。

**功效**：防止脱发，催乳通乳，增强体质。

### 芝麻山药粥

**材料**：粳米 100 克，黑芝麻 50 克，山药 20 克，鲜牛奶 200 毫升。

**调料**：红糖 10 克，冰糖 50 克。

**做法**：

1. 将山药切成丁；黑芝麻炒香。

2. 将粳米洗净，用水浸泡 1 小时，捞出沥干。

3. 将粳米、黑芝麻、山药丁放入盆中，加鲜牛奶和水拌匀，磨碎后滤出细渣。

4. 锅中加适量清水，放入冰糖溶化，烧开后将粳米、黑芝麻、山药的浆汁倒入锅中。

5. 加入红糖，不断搅拌成糊即可。

### 金针黄豆排骨汤

**材料**：金针菜（黄花菜）25 克，黄豆 150 克，生姜 1 片，红枣 4 枚，排骨 300 克。

**调料**：盐适量。

**做法**：

1. 黄豆用清水泡软，清洗干净；生姜洗净；剪去金针菜的蒂部，清水洗净备用；红枣洗净，去核。

2. 排骨用清水洗净，入沸水中汆烫，去除血水。

3. 汤锅中加入 1 500 毫升的水，用大火烧开，放入以上备好的材料，以小火煲 1 小时，加盐调味即可。

# 产后便秘

## 松子仁粥

**材料：** 松子仁 30 克，粳米 100 克。

**调料：** 精盐少许。

**做法：**

1. 先将松子仁洗净，沥干水，研烂如膏，备用。

2. 煮锅中加清水适量，放入松子膏及粳米，置于火上煮，煮开后改用中小火煮至粳米烂黏时，点入少许精盐调味，即可食用。

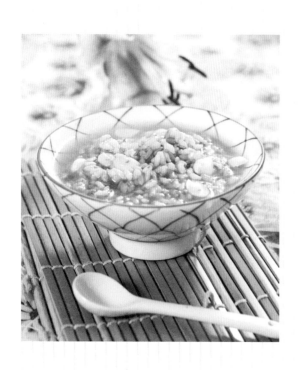

## 红薯菠菜汤

**材料：** 猪肉 150 克，红薯、菠菜各 100 克。

**调料：** 姜适量，盐适量。

**做法：**

1. 猪肉洗净切块；红薯洗净，切小块；菠菜洗净，余烫切段；姜切片。

2. 猪肉块放开水中余烫，捞起。

3. 猪肉块、红薯块、姜片放砂锅中，加清水煲 20 分钟后放菠菜段煮熟，最后加盐调味即可。

## 核桃仁拌芹菜

**材料：** 芹菜 300 克，核桃仁 50 克。

**调料：** 精盐、麻油各适量。

**做法：**

1. 将芹菜择洗干净，切成 3 厘米长的段，下沸水锅中焯一下捞出，注意不要焯得太熟。

2. 焯后的芹菜用凉水冲一下，沥干水分，放入盘中，加精盐、麻油调味。

3. 将核桃仁用热水浸泡后，去掉表皮，再用开水泡 5 分钟取出，放在芹菜上，吃时拌匀即可。

# 产后痔疮

## 萝卜香菇豆苗汤

**材料**：白萝卜 500 克，泡发好的香菇 25 克，豌豆苗 25 克。

**调料**：料酒、精盐、味精、黄豆芽汤各适量。

**做法**：

1. 将白萝卜削去皮，冲洗干净后切成细丝，下开水锅内煮至八成熟时捞出放入大碗内。

2. 豌豆苗择洗干净，下开水锅稍焯捞出。泡发好的香菇切成丝。

3. 黄豆芽汤烧热，加入料酒、精盐、味精，烧开后撇净浮沫，下入白萝卜丝、香菇丝，继续烧开撒上豌豆苗起锅即成。

**功效**：白萝卜、香菇、豌豆苗都富含膳食纤维，适合便秘和痔疮患者食用。

## 丝瓜泥鳅汤

**材料**：泥鳅 200 克，丝瓜 1 条，鲜香菇 5 朵，胡萝卜少许，生姜 1 块。

**调料**：盐适量，料酒 1 小匙。

**做法**：

1. 泥鳅宰洗干净；丝瓜去瓜皮，削块；胡萝卜洗净切片；香菇洗净，去蒂切片；生姜洗净切片。

2. 起锅热油，爆香姜片，放入泥鳅煎至金黄，烹入料酒。

3. 加适量开水，煮 10 分钟后，加入丝瓜块、香菇片、胡萝卜片再煮片刻，调入盐即成。

**功效**：泥鳅补中气，祛湿邪，既营养，又疗痔，久痔体虚、气虚脱肛者宜常食之。

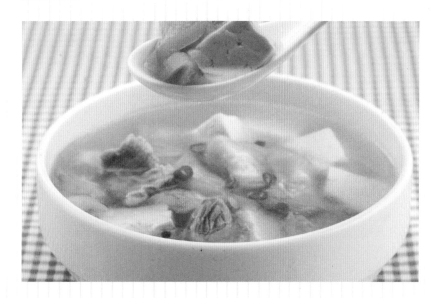

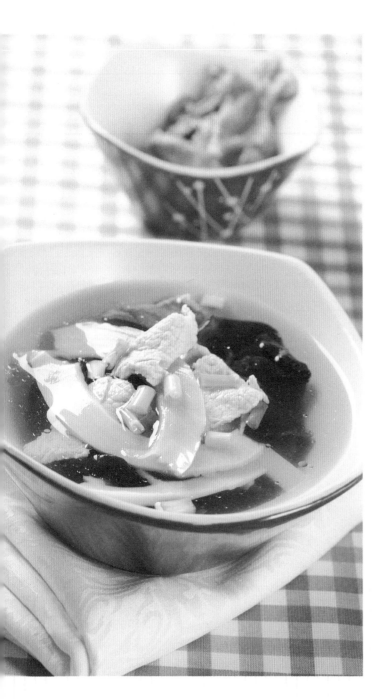

## 瘦肉木耳笋片汤

**材料：** 猪瘦肉 300 克，水发木耳、笋片、葱段各适量。

**调料：** 高汤、盐、胡椒粉各适量。

**做法：**

1. 猪瘦肉洗净切片；木耳、笋片洗净备用。

2. 猪瘦肉片、水发木耳、笋片入滚水汆烫至熟后捞出盛碗。

3. 加入葱段及盐、胡椒粉，再将烧滚的高汤浇上即可。

**功效：** 滋养益胃，主治崩中漏下、痔疮出血。

## 酸菜大肠汤

**材料：** 猪大肠 300 克，酸菜心 4 片，香菜少许，姜 1 块。

**调料：** 高汤适量，料酒 1 大匙，盐适量，胡椒粉少许。

**做法：**

1. 猪大肠汆烫后洗净，加料酒和姜，以清水煮 45 分钟使其熟软，捞出后切小段。

2. 酸菜心洗净切丝；姜洗净切丝；香菜洗净切末备用。

3. 起锅，放入高汤，加酸菜丝和姜丝，煮沸后加入大肠段。

4. 煮 10 分钟即加盐调味，待大肠熟烂时，撒胡椒粉，加香菜末即成。

**功效：** 动物大肠中有一种特异蛋白质对于痔疮有止血、止痛、消肿的作用。内痔出血的患者可以多食熟大肠。

# 产后贫血

### 花生炖猪蹄

**材料：** 花生60克，猪蹄1只。葱、姜各适量。

**调料：** 盐、料酒各适量。

**做法：**

1. 将猪蹄去毛，洗净，用刀划口。

2. 收拾好的猪蹄放入锅内，加花生、盐、葱、姜、料酒、清水适量，用大火烧沸后，转用小火熬至猪蹄熟烂，随量食用。

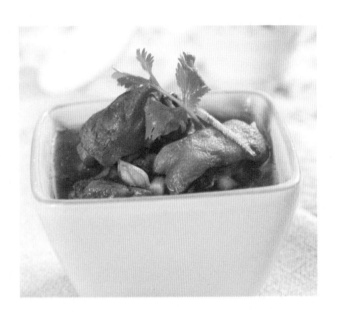

### 姜汁菠菜

**材料：** 嫩菠菜500克，姜25克。

**调料：** 蒜末、盐、酱油、醋、花椒油、麻油各适量。

**做法：**

1. 嫩菠菜洗净，切成段，锅中加入适量清水烧沸，倒入菠菜段，焯至断生后捞出，过凉水，沥净水分，摆入盘中。

2. 姜捣烂挤出姜汁，在姜汁中加盐、蒜末、酱油、醋、花椒油、麻油拌匀，浇在菠菜上即可。

### 胡萝卜猪肝汤

**材料：** 胡萝卜200克，猪肝100克，生姜片、香菜末各适量。

**调料：** 食盐、香油各适量。

**做法：**

1. 将猪肝、胡萝卜洗净，切片备用。锅内加水烧开，先放少许生姜片与食盐，再加入胡萝卜片，煮5分钟，然后放入猪肝片。

2. 待猪肝片煮熟时，加入香油、香菜末少许即成。

# 产后失眠

## 百合冰糖蛋花汤

材料：鸡蛋 2 个，百合 30 克。

调料：冰糖适量。

做法：

1. 百合用清水冲洗干净，捞出，沥干水分待用。

2. 鸡蛋洗净，打碎外壳；用碗盛放鸡蛋液，搅匀待用。

3. 百合放入净煲中煮至熟烂后放入冰糖，把搅好的鸡蛋液调入煲内，调匀即可。

## 百合肉末粥

材料：大米 200 克，牛肉末、猪肉末各 1 大匙，百合 50 克。

调料：盐适量。

做法：

1. 大米、百合分别洗净，各自浸泡 30 分钟。

2. 大米、百合一起放入锅中熬粥。

3. 当粥半熟时，加入肉末，以小火炖煮至原材料全部熟透，再加盐调味即可。

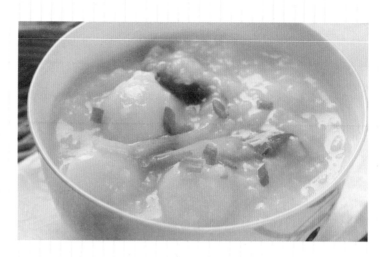

## 鹌鹑蛋菜心粥

材料：大米 150 克，猪肉馅 25 克，鹌鹑蛋 4 个，油菜心 2 棵，葱末、姜末各适量。

调料：高汤、料酒、香油各适量，盐少许。

做法：

1. 鹌鹑蛋煮熟，去壳，洗净；猪肉馅入油锅翻炒，加入料酒、香油翻炒至熟，备用；油菜心洗净，入沸水中氽烫，捞出备用；大米洗净，用冷水浸泡半小时，沥干水分，备用。

2. 将大米入锅中，加入约 1 200 毫升冷水，用大火烧沸，加入猪肉馅和高汤，改用小火慢熬 45 分钟，加入鹌鹑蛋、盐拌匀，放入油菜心，撒上葱末、姜末即可。

功效：鹌鹑蛋有滋养脏腑、益气补血的作用，适用于贫血、神经衰弱等症。此粥对于因神经衰弱引起的失眠有一定的改善作用。

# 产后水肿

## 红枣黑豆炖鲤鱼

**材料**：鲤鱼1条（约500克），红枣10枚，黑豆20克。

**调料**：盐、鸡精各适量。

**做法**：

1. 将鲤鱼宰净，去鳞、去鳃、去内脏；红枣去核，洗净。

2. 黑豆放锅中炒至豆壳裂开，洗净。

3. 将鲤鱼、黑豆、红枣放入炖盅里并加入适量水，盖好，隔水炖3小时。

4. 调入盐、鸡精即可。

## 冬瓜蛋花汤

**材料**：冬瓜50克，鸡蛋1个，鸡汤2大匙。

**调料**：植物油、精盐少许。

**做法**：

1. 将冬瓜去皮，切成菱形小片；鸡蛋磕入碗内，搅匀待用。

2. 将植物油放入锅内，油热后下入冬瓜片煸炒几下，加入鸡汤烧开，出锅前淋入鸡蛋液，加少许精盐即可。

## 木耳炝腰花

**材料**：猪腰1对，水发木耳30克，黄瓜半根，姜末、葱花各适量。

**调料**：花椒、鸡精各适量，料酒、酱油、麻油各1大匙。

**做法**：

1. 将猪腰撕去外皮，用刀一剖两片，去掉臊筋，用水反复洗净。

2. 猪腰切成腰花；水发木耳洗净；黄瓜洗净切片。

3. 将腰花、黄瓜片放入沸水锅中焯透，捞出，将腰花放入水中过凉，用布挤干。

4. 用酱油、料酒、姜末、鸡精兑成料汁。

5. 将植物油和麻油烧热后，放入花椒，炸出香味时，捞出花椒，将油倒入料汁内，再把料汁浇在腰花上，撒上葱花即成。

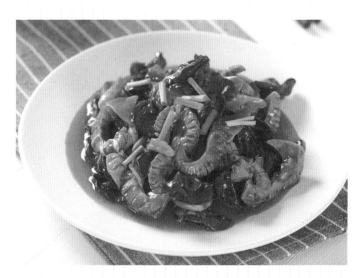

# 产后虚弱

## 莲子猪肚汤

**材料：** 猪肚 1 个，莲子（去心）40 粒。

**调料：** 姜丝、盐各少许。

**做法：**

1. 将猪肚洗净烫过，切片，莲子泡水备用。

2. 锅内入水适量，烧开，入猪肚、莲子、姜丝，以小火煮至猪肚烂，加盐调味即可。

**功效：** 此汤补虚益气，健脾益胃。适合产后食欲不振、消瘦、泄泻的新妈妈。

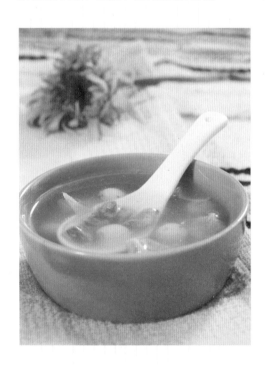

## 橘饼炒蛋

**材料：** 橘饼 50 克，鸡蛋 1 个，老姜 15 克。

**调料：** 白糖适量。

**做法：**

1. 老姜切丝；鸡蛋打匀、橘饼切片备用。

2. 起油锅加入老姜丝爆香后，放入切片的橘饼翻炒至橘饼变软。

3. 最后再将蛋液倒入锅中加白糖适量炒熟即可。

**功效：** 产后体力虚弱，胃口欠佳时，不妨试试这道菜肴，酸酸甜甜的滋味，是一道温暖的开胃菜。

## 海带炖肉片

**材料：** 水发海带 100 克，瘦肉 100 克，枸杞子 5 克，泡黄豆 50 克。

**调料：** 生姜 10 克，盐 8 克，绍酒 3 克。

**做法：**

1. 将水发海带（略烫）、枸杞子、泡黄豆洗净；瘦肉切成厚片；生姜去皮切片。

2. 取炖盅 1 个，加入水发海带、瘦肉片、枸杞子、泡黄豆、生姜片，调入盐、绍酒，注入适量清汤，炖一个半小时即可。

# 产后腹痛

## 当归炖羊肉

**材料:** 当归 30 克,羊肉 400 克,枸杞子 5 克,玉竹 10 克,生姜 10 克,葱 10 克。

**调料:** 盐 8 克,胡椒粉少许,绍酒 3 克。

**做法:**

1. 将枸杞子、玉竹洗净;当归、生姜切成片;羊肉切成块;葱切成段。

2. 锅内烧水,待水开后,投入羊肉块,用中火煮尽血水,捞起备用。

3. 取炖盅 1 个,加入羊肉块、当归片、枸杞子、玉竹、生姜片、葱段,注入适量清水,调入盐、胡椒粉、绍酒,炖约 2 小时即可。

## 山药羊肉汤

**材料:** 羊肉、山药各适量。葱、姜各适量。

**调料:** 精盐、味精、料酒、胡椒粉各适量。

**做法:**

1. 羊肉洗净入沸水汆一下,除去血水;姜、葱洗净后拍软备用。

2. 将山药切成长斜片,与羊肉一起置于锅中,注入适量清水,加入姜、葱、胡椒粉、料酒炖至烂熟,捞出羊肉放凉。

3. 将羊肉切成片,装入碗中,再将原汤除去姜、葱,加入精盐、味精略加调味,连山药片一起倒入羊肉碗内即可。

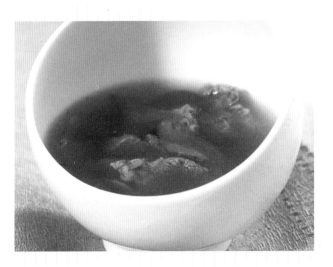

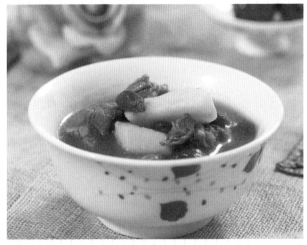

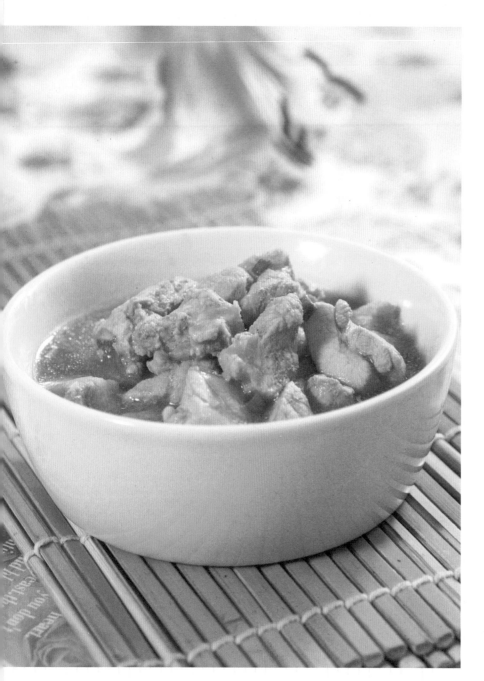

## 八宝鸡

**材料：** 肥母鸡 1 只约 1 500 克，猪肉 500 克，党参、白术、茯苓、炙甘草、熟地、白芍各 10 克，当归 15 克，川芎 6 克。

**调料：** 食盐 15 克，葱、姜各 10 克，味精 3 克。

**做法：**

1. 鸡洗净，切成小块。

2. 猪肉洗净，切成小块。

3. 八味中药用干净纱布包裹。

4. 将鸡肉块、猪肉块放入锅中，加水约 4 000 克，并把药包放入锅中，置火炉上煎煮。先用旺火烧开，撇去浮沫，加入葱、姜、食盐，改用小火炖至鸡肉及猪肉烂熟，去药包，加入味精，分数次食肉喝汤。

# 产后恶露不尽

## 鸡子羹

**材料：** 鸡蛋 3 个，阿胶 30 克，甜酒 100 克。

**调料：** 精盐 1 克。

**做法：**

1. 先将鸡蛋打入碗内，用筷子搅匀，备用。

2. 把阿胶打碎，在锅内炒泡，加入甜酒和少许清水，用小火煎煮，待阿胶化后，倒入鸡蛋液，点入精盐调味，稍煮片刻即可食用。

## 山楂益母茶

**材料：** 生山楂 50 克，益母草 50 克，水 500 毫升。

**调料：** 砂糖 100 克。

**做法：**

1. 生山楂去核切片。

2. 将生山楂片和益母草放入锅中，加水 500 毫升，煎熬，直至水和食材共 400 克。

3. 将渣去掉，再加入砂糖 100 克，收膏。

4. 每次服 20 毫升，每日 2 次。

## 芪归炖鸡汤

**材料：** 小母鸡 1 只（约 1 000 克），黄芪 50 克，当归 10 克。

**调料：** 精盐 5 克，胡椒 0.5 克。

**做法：**

1. 将活鸡宰杀，去毛及内脏，剁去鸡爪及嘴壳，用清水洗净。

2. 将黄芪的粗皮去掉，和当归一起洗净待用。

3. 把整只鸡放入砂罐中，加入清水 400 克，待烧开之后抹去浮沫，最后放入黄芪、当归、胡椒，用小火炖两小时左右，加入精盐，再炖两分钟即可食用。

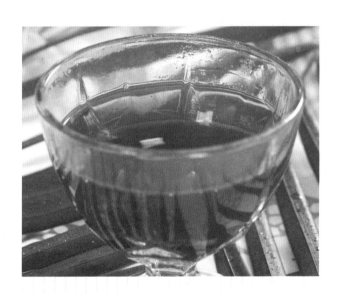

# 附录 新生儿的喂养

## 母乳喂养

### 母乳是宝宝最好的食物

母乳是最佳的天然营养品，是任何婴儿奶粉都不能代替的。

1. 母乳喂养可满足婴儿同时期生长发育的营养素需求。

2. 母乳喂养可提供生命最早期的免疫物质，减少婴儿疾病的发生。

3. 母乳喂养可促进子代胃肠道的发育，提高对母乳营养素的消化、吸收和利用。

4. 母乳喂养可促进子代神经系统的发育。

5. 母乳喂养可减少子代成年后代谢性疾病的发生。

### 母乳喂养对母亲的好处

1. 促进母亲乳汁分泌。

2. 促进子宫收缩，减少产后出血，加速子宫恢复。

3. 有助于产后体重下降，促进体形恢复。

4. 母乳喂养具有生育调节的作用。

5. 预防癌症的发生。母乳喂养可降低母亲乳腺癌、卵巢癌、子宫癌发病风险。

6. 母乳喂养促进心理健康。

### 哺乳的正确姿势和方法

年轻女性初为母亲，一定要掌握好给宝宝喂奶的正确姿势和方法，只有这样，宝宝才能吃得好、吃得饱，健康地生长发育。

搂抱宝宝入怀，哺乳母亲一手及前臂托住宝宝头颈部，使宝宝面向乳房，另一手的拇指向下，其余四指向上以托起乳房。

开始哺喂时，先用乳头去触及宝宝口唇及口部四周的皮肤，以诱发觅食反射。待宝宝口张开、舌向下的一瞬间，及时将乳头及乳晕送入其口中，宝宝含住后开始吸吮。这时哺乳母亲再轻轻挤乳房，将乳汁挤入宝宝的口腔中。哺乳时，要防止宝宝鼻孔被乳房堵住而影响呼吸。

## 侧卧式　母亲侧躺着喂奶。

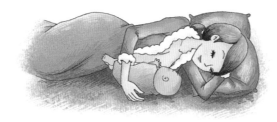

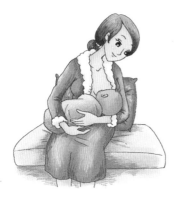

### 摇篮式

婴儿的身体贴近，母亲面对面注视婴儿。

### 橄榄式

适用于：1.双胞胎；
2.乳腺管阻塞；
3.含接有困难。

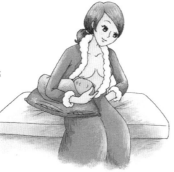

## 金牌月嫂经验分享

1.哺乳前先做好准备，婴儿换好尿布，哺乳母亲清洗双手，用温开水擦净乳头，并在喂奶时哺乳母亲要轻松愉快，保持良好的心态。

2.哺乳的姿势，一般采取坐式，哺乳母亲坐在有靠背、高度适宜的椅子上，背向后斜，紧靠椅背，放松背部和肩部，脚踏在高低适中的小凳子上，使肌肉放松，膝上可放枕头以支托新生儿宝宝。哺乳完毕后，要用软布擦洗乳头和乳房，或挤出几滴乳汁用食指擦抹乳头及乳晕，以保护皮肤。戴上舒适的乳罩。

3.哺乳完毕后，要将宝宝抱直，头靠母肩，母亲用手轻拍宝宝背部，使哺乳时吸入的空气排出，然后放下宝宝向右侧卧，头略垫高，以免溢乳。

4.哺喂结束后，要将乳房内剩余乳汁挤空，可促使乳汁分泌增多。同时，防止剩余的奶汁堵塞乳腺，引起乳腺炎。

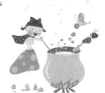

## 分娩后半小时就可开奶

母乳喂养越早越好，研究发现，宝宝出生后 1 小时是一个敏感期，且在出生后 20 ~ 30 分钟，宝宝的吸吮反射最强。如果此时没能得到吸吮的体验，将会影响宝宝以后的吸吮能力；宝宝出生后母婴接触的时间越早，母婴间感情越深，宝宝的心理发育越好；且宝宝敏感期正是确立母婴间感情联系的最佳时期。因此，正常足月新生儿在出生后 30 分钟内，就应开始吸吮乳头，及早获得初乳，并促进新妈妈乳汁的分泌。

## 初乳为什么不能丢弃掉

产后 1 ~ 5 天或 7 天内所分泌的乳汁，称为初乳。初乳呈黄白色，稀薄似水样，内含多量的蛋白质和矿物质、乳糖和少量脂肪，最适合新生儿的消化要求，又能增强新生儿的抗病能力。

### 初乳中免疫球蛋白含量很高

根据对产后 1 ~ 16 天的母乳营养成分的分析结果表明，初乳中免疫球蛋白含量很高，尤其是其中的 IgA，产后第 1 天含量最高，产后第 3 天仅是第 1 天的 1/3，产后第 6 天是第 1 天的 1/17。免疫球蛋白能保护新生儿娇嫩的消化道和呼吸道黏膜，使之不受微生物的侵袭。而这些免疫球蛋白在新生儿体内含量是极低的。如果用母乳进行喂养，可使宝宝在出生后一段

时间内具有防感染的能力，就相当于给宝宝打一次预防针。

### 初乳中含有益细胞

如中性粒细胞、巨噬细胞和淋巴细胞，它们有直接吞噬微生物异物、参与免疫反应的功能，能增加新生儿的免疫能力。所以，初乳被人们称为第 1 次免疫，对宝宝的终生生长发育具有重要意义。

### 初乳有轻泻的作用

初乳可以使新生儿的胎粪尽早排出。因胎粪中含有大量胆红素，其中 50% 能被肠道重吸收，所以初乳能减少高胆红素血症发生的机会。初乳中含有生长因子，能促进小肠绒毛成熟，可阻止不全蛋白质代谢产物进入血液，以防止发生过敏反应。且初乳中的磷脂、钠、维生素 A、维生素 E 等含量也高。

## 如何促进母乳分泌

产后母乳的分泌受许多因素影响，为保证婴儿有足够的母乳来源，根据国内外经验，可采取以下综合措施以维护和促进母乳分泌。

### 尽早开奶

在新生儿出生后半小时内立即吸吮产妇乳头，不仅可促使产妇早泌乳而且可迅速促进和增加乳汁分泌

量，并有助于以后巩固母乳喂养。若有可能，应在出生后不晚于 1 小时就开始试探观察母乳喂养，以协调母子间吸乳、授乳行为及心理活动。

### 按需哺乳

只要婴儿有吃奶的愿望，妈妈感到奶胀，不论白天和黑夜都可以哺乳，不必拘泥于几个小时喂一次奶。婴儿愈是强烈吮吸乳房，乳汁分泌就愈旺盛。

### 吸空乳房

产妇下乳反射至少需时 3 分钟，经婴儿吸吮后，乳房内容物约 75％ 在 5 分钟内排空，90％ 在 10 分钟内排空。因此，在哺乳时每侧乳房至少应喂 5 分钟，一般情况下一侧哺乳 15 ～ 20 分钟，婴儿随后吸到的乳汁，是含有更高量脂肪的乳汁，这既是婴儿热能的重要来源，也是更为重要的必需脂肪酸来源。因此，喂奶要耐心，要借助这个时机与婴儿进行亲情交流，促进婴儿吸吮。

### 依次喂空乳房

每次喂奶时，先让一侧乳房排空；下次再从另一侧乳房开始，两侧乳房交替喂。每次哺乳都要使乳房排空，每 24 小时内不少于 3 次排空乳房，如此可增加泌乳量。

### 避免疲劳和情绪波动

丈夫和医护保健人员的安抚，使产妇充满信心是巩固母乳分泌和使母乳喂养获得成功的重要条件，但产妇本人坚信自己能喂奶和认真哺喂婴儿则是决定因素。

## 乳汁不足的常见原因及对策

乳汁不足的原因较多。应根据不同情况采取相应的措施，促使乳汁增多。下面有几种原因及对应的策略分析，请乳汁不足的新妈妈注意。

### 精神心理因素

新妈妈由于分娩造成精神高度紧张，没有得到很好的休息；还有家属对出生的婴儿不满而感到心情不悦；或宝宝早产、难产，新妈妈过于忧虑宝宝的健康，加上家中照顾不周，难免心情不愉快，以及其他社会心理因素刺激所造成的精神负担，这些都可能引起新妈妈乳汁的分泌减少。遇到这些情况新妈妈要自我解脱，解除不必要的顾虑和烦恼，应以宝宝的健康为大局，保持愉快的情绪。

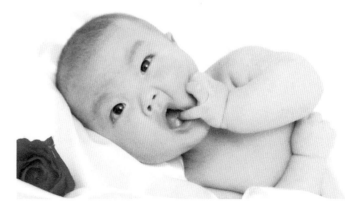

### 授乳方法不当

有些新妈妈喂奶方法不当也会引起缺乳。新妈妈不仅要自己学会喂奶的方法，也要学会如何帮助宝宝正常吸乳的方法。吸乳方法正确了，乳汁就会增多。

### 营养缺乏

哺乳母亲营养缺乏会影响乳汁的分泌。哺乳母亲应有合理的膳食安排，不要过多吃肉、蛋，要多吃蔬菜、水果。做到膳食平衡、食物多样、粗细搭配。多吃汤水、粥类，不要吃刺激性食物。

### 新妈妈身体原因

新妈妈身体素质较差，如乳房发育不良，或身体患病，或因贫血、气血不足等，均可引起缺奶。

## 哪些妈妈不能用母乳喂养新生儿

母乳是婴儿最佳的营养品，一般都应力争母乳喂养，只有当哺乳可能危及婴儿和哺乳母亲健康时，才不得不终止母乳喂养。一般说来，有以下情况的哺乳母亲不宜进行或应暂停母乳喂养：

1. 母亲患有严重心脏病、肾脏病、重症贫血、恶性肿瘤时，为了避免病情加重，不宜用母乳喂养新生儿。

2. 母亲患有传染病，如活动性肺结核、传染性肝炎等，为了避免传染给新生儿，应采取母婴隔离，而不宜进行母

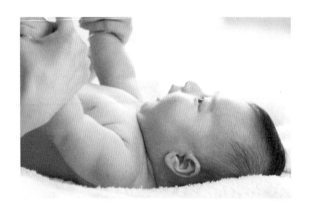

乳喂养。

3. 母亲患有精神病、癫痫病，为保护婴儿的健康和安全，不宜用母乳进行喂养。

4. 哺乳母亲乳房患病，如严重的乳头皲裂、乳头糜烂脓肿、急性乳腺炎等，应暂停母乳喂养。

5. 母亲患糖尿病病情较重，血糖控制不住及需要胰岛素治疗者，以及甲亢患者服用抗甲状腺药时不宜给婴儿哺乳。

6. 母亲轻微感冒时，应戴上口罩才可喂奶，以防止把病菌传给宝宝。如果感冒发热，体温超过 38.5℃时，应当停止给新生儿喂奶，待感冒痊愈后，再恢复喂奶。

7. 艾滋病病毒感染者，不宜哺乳。

8. 过敏性疾病、梅毒感染者，不宜哺乳。

另外，宝宝如果患有某些疾病，如半乳糖血症、苯丙酮尿症等，要禁止母乳喂养。

# 人工喂养

## 怎样为新生儿选择奶粉

新生儿由于身体各系统还没有发育完善，消化功能比较差，最好选择母乳化奶粉（配方奶）。奶粉中的成分与母乳越接近，宝宝越容易消化吸收，喂养效果越好。

挑选配方奶粉时，新手父母要仔细阅读配方奶粉说明，尤其要注意以下几点：

1. 选择适合宝宝年龄段的奶粉。检查配方奶粉的配料、营养成分、食用方法及适用对象等，判断该配方奶粉是否适合自己的宝宝。

2. 选择正规厂家出产的奶粉。注意观察奶粉的生产日期和保质期，选择最近生产的奶粉。检查外包装上的厂名、厂址、生产地、生产日期、保质期、保存方法、执行标准等，若说明不清，不要购买。

3. 检查配方奶粉的外包装，看是否有漏气现象，不论是袋装或罐装奶粉，一旦出现漏气、漏粉现象，切不可购买。

4. 通过摇或捏，判断奶粉中是否有块状物，如果不存在块状物，且听到奶粉发出细微的沙沙声音，说明没有问题。

### 金牌月嫂经验分享

不要频繁更换奶粉。一旦选择了一种品牌的奶粉，没有特殊情况不要轻易更换。如果频繁更换，会导致宝宝消化功能紊乱和哺喂困难。

## 奶粉的冲调步骤及注意事项

冲调配方奶粉，按说明书调配即可。

### 奶粉的冲调步骤

1. 洗净双手，拿出消过毒的奶瓶待用。

2. 加入适量温开水。

3. 根据奶粉包装上的说明，用专用的量匙量取所需的匙数（平匙）放在奶瓶中。

4. 套上奶嘴，旋紧盖，轻轻摇匀即可。

### 注意事项

配方奶粉不用加糖，因为在奶粉中已经放有足够的糖。

要根据不同周龄进行配制，千万不要调配得过浓或过稀，如果调配过浓会增加新生儿的消化负担，调配过稀则会影响宝宝的生长发育。

给宝宝冲奶粉首先要注意温度。一般情况下，冲奶粉的水温应保持在40～42℃，有特殊要求的配方奶，按说明书的水温冲配方奶。切忌用开水冲奶粉，以免水温过高使奶粉中的乳清蛋白产生凝块，影响消化吸收。另外，奶粉中某些遇热不稳定的维生素也会被破坏，特别是有的奶粉中添加的免疫活性物质会被全部破坏。

### 金牌月嫂经验分享

每次喂奶前需先试奶液的温度是否适宜。试温方法只需倒几滴奶液于手腕间，不感到烫或凉为宜。切勿由成人直接吸奶头尝试，以免把成人口腔内的细菌带给宝宝。

### 喂奶方法

新妈妈应选择舒适的位置，使背部和腰部有支托，斜抱宝宝成45°，也就是宝宝斜躺在怀里。将奶嘴头塞入小嘴中时务必充满奶水，以免空气吸入。喂奶后需将宝宝抱起，头伏在妈妈肩上，轻拍背部，使空气排出，避免吐奶。

### 喂奶时间、次数、量

新生儿期的宝宝吃奶不必有限制，按需供给就行了。由于此时宝宝的胃容量比较小，第一次喂奶可以先冲30毫升左右。如果能吃完，第二次再多冲20～30毫升。喂奶时间及次数都不必固定，只要宝宝发出饥饿性啼哭就可以喂给宝宝。不过，通常每隔2.5～3小时喂1次奶，每次喂奶时间不宜超过半小时。

### 金牌月嫂经验分享

配方奶最好不要放冰箱保存。配方奶要即冲即用。因为不管是什么配方奶，本身都不是无菌的，一旦先冲调好留待当天晚些时候食用，就有滋生有害细菌的可能性，尽管这种可能性很小，但也可能会增加宝宝患病的概率。如果必须提前准备宝宝喝的奶，要用封闭的瓶子装好刚烧开的水，等需要的时候即时冲调配方奶。

## 要额外补充水分

母乳中水分充足，因此母乳喂养的宝宝在 4 ~ 6 个月以前一般不必补充水分。而人工喂养的宝宝，则必须在两顿奶之间补充适量的水。牛奶中含蛋白质与无机盐比人乳多，故人工喂养较母乳喂养的宝宝所需的水量多。每日每千克体重需100 ~ 120毫升水。此外，在两次之间加喂一次水，可以促进宝宝新陈代谢的进行，有利于对高脂蛋白的消化吸收，另外，也能保持宝宝大便的通畅，防止消化功能紊乱，同时还可以清洁宝宝口腔。

## 怎样挑选奶瓶和奶嘴

### 奶嘴的选择

尽量选用和母亲乳头相似的奶嘴，异戊二烯胶、硅胶做成的奶嘴没有橡胶味，宝宝一般容易接受。奶嘴的开口方式有小洞洞和十字叉两种，对新生儿来说，十字叉式开口既可以抵挡细菌侵入，又可以根据宝宝的吮吸情况自动调节流量，是比较恰当的选择。奶嘴孔的大小则以奶瓶倒立时奶以滴状连续流出为宜。

### 奶瓶的选择

从材料上讲，玻璃奶瓶内壁光滑，容易清洗和消毒，吃奶时容易观察液面，避免奶嘴部未充满乳汁，

使宝宝吸入过多的空气引起溢乳，是比较适合新生儿的选择。

从设计上讲，带帽的奶瓶可以避免消毒后的再次污染，是比较适宜的选择。

## 奶具的清洗与消毒

### 奶瓶的清洗

每次喂完奶后都要立即清洗奶瓶，以免奶汁发酵、变质、滋生细菌，使宝宝感染。清洗时可先把残余的奶液倒掉，用清水冲洗干净或用奶瓶刷刷干净。除了奶瓶内部，瓶颈和螺旋处也要仔细清洗，不要遗漏。

### 奶嘴的清洗

清洗奶嘴时要先把奶嘴翻过来，用奶嘴刷仔细刷干净。如果奶嘴上有凝固的奶渍，则可以先用热水泡一会儿，待奶渍变软后再用奶嘴刷刷掉。靠近奶嘴孔的地方比较薄，清洗时动作要轻，注意不要让其裂开。

### 怎样给奶瓶和奶嘴消毒

1.煮沸消毒：准备一个专门的消毒煮锅，放入奶瓶(此时放入的是玻璃奶瓶，塑胶奶瓶应在水开5 ~ 10钟后放入锅中)，装入适量清水（以完全淹没所有奶具为度），大火烧开，5 ~ 10分钟后放入奶嘴、瓶盖等塑胶制品，盖上盖再煮 3 ~ 5分钟后关火。等水稍

凉后，用消过毒的奶瓶夹取出奶嘴、瓶盖，晾干后套回奶瓶上备用。

2. 蒸汽消毒：将彻底清洗干净的奶瓶、奶嘴口朝下放入蒸汽锅中蒸 5 分钟左右，取出晾凉，套上奶嘴、瓶盖即可。

3. 微波炉消毒：适用于某些可以直接在微波炉里消毒的奶瓶。消毒时奶瓶不能盖盖子，可将奶瓶中加入七分满的水，奶嘴则放入装有水的容器中（为防止浮起，可用小盆子等压住），用高火加热1分钟左右即可。

## 酸奶为什么不宜喂养新生儿

酸奶具有较高的营养价值，但对新生儿是不合适的。这是因为酸奶中含有乳酸，这种乳酸会由于新生儿肝脏发育的不成熟而不能将其处理，其结果会导致乳酸堆积在宝宝身体内，而乳酸过多是有害的。另外，酸性物可使钙质不易消化吸收，对宝宝发育也不利。

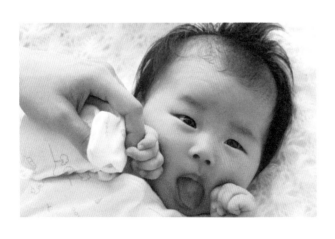

# 混合喂养

## 混合喂养的两种方法

母乳量不足或因某些情况不能按时喂奶而采用配方奶粉来代替一部分母乳的喂养，叫混合喂养。混合喂养分为两种喂养方法：一是每次喂母乳后补充配方奶粉的方法叫补授法，此法适于新生儿至 6 个月以内的婴儿喂养；二是一次喂母乳一次喂配方奶，间隔喂养的方法，叫代授法。此法容易使母乳减少，最好在 6 个月以后采用。

新生儿采用补授法喂养时，每次补奶应根据母乳缺少的程度来决定补奶量。一般先哺母乳后再喂配方奶，直到吃饱为止。试喂几次后，再观察宝宝喂乳后的反应，如无呕吐、大便正常、睡眠好、不哭闹，可以确定这就是每次该补充的奶量，但还要根据新生儿每天身体增长的情况，需要逐渐增加奶量。

## 以母乳喂养为主，结合配方奶粉

在混合喂养时，建议妈妈最好以母乳为主，多喂母乳。母乳是越喂越多的，如果一味增加奶粉的次数，有可能使母乳越来越少。

在夜间给宝宝喂奶时，最好选择母乳，因为妈妈在夜间休息时，母乳分泌量较大，基本上可以满足宝宝的需求，这样也可以避免妈妈起床冲奶粉太劳累。

如果宝宝只是体重增长不理想，而不是每顿都吃不饱，妈妈可以每天添加 1 ~ 2 次奶粉，如果宝宝每顿都吃不饱，妈妈可以在两顿母乳之间的一顿，用奶粉代替。

## 不要轻易放弃母乳

混合喂养最容易发生的情况就是新妈妈最终放弃了母乳喂养。究其原因，不外乎两方面：一方面，配方奶甜度大，且人工乳头也大，宝宝吸吮起来很省力；另一方面，母乳少，宝宝吸吮困难，吸吮几口就睡着了，但没有多长时间就醒了要奶吃，反复几次搞得新妈妈很疲劳，于是干脆停掉母乳，喂奶粉了。

新妈妈一定要坚持给宝宝喂奶。要知道，有的新妈妈奶下得比较晚，但随着产后身体的恢复，奶量可能会不断增加。如果放弃了，就等于放弃了宝宝吃母乳的希望，所以妈妈们一定要尽自己最大的努力用自己的乳汁哺育宝宝。

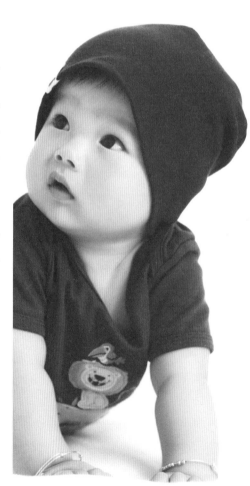

## 吃完母乳后再添加多少配方奶合适

混合喂养的宝宝添加多少配方奶才合适？新妈妈可以先从少量开始添加，然后观察宝宝的反应。如果宝宝吃后不入睡或不到 1 小时就醒，张口找乳头甚至哭闹，说明他还没吃饱，可以再适当增加量。以此类推，直到宝宝吃奶后能安静或持续睡眠 1 小时以上。当然，由于每个宝宝的需要量不尽相同，所以父母只有通过仔细观察和不断尝试，才能了解自己宝宝真正的需要量。

图书在版编目（CIP）数据

金牌月嫂产后护理大百科 / 孙学峰，郑谦，王丽君编著.
-- 成都：四川科学技术出版社，2017.5
    ISBN 978-7-5364-8631-7

    Ⅰ. ①金… Ⅱ. ①孙… ②郑… ③王… Ⅲ. ①产褥期—护理
②新生儿—护理 Ⅳ. ①R714.6 ②R174

中国版本图书馆CIP数据核字（2017）第107438号

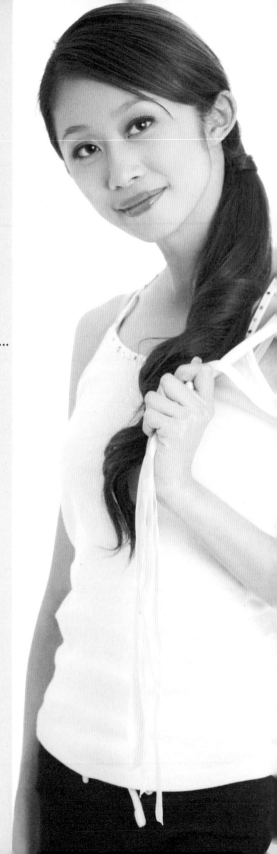

金牌月嫂产后护理大百科
JINPAI YUESAO CHANHOU HULI DABAIKE

出 品 人　钱丹凝
编 著 者　孙学峰　郑 谦　王丽君
责任编辑　吴晓琳　戴 玲
封面设计　秦 冬
责任出版　欧晓春
出版发行　四川科学技术出版社
　　　　　地址　成都市槐树街2号　　邮政编码　610031
　　　　　官方微博　http://weibo.com/sckjcbs
　　　　　官方微信公众号　sckjcbs
　　　　　传真　028-87734039
成品尺寸　210mm×225mm
印　　张　15.5
字　　数　210千
印　　刷　北京尚唐印刷包装有限公司
版次/印次　2017年6月第1版　2017年6月第1次印刷
定　　价　39.80元